أجزاء اليوغا الثمانية

هيكلية و نمط

الممارسة الروحية التي يتم إدارتها شخصياً

يوغاني

من سلسلة الممارسات اليوغية المتقدمة
ترجمة: مها
تصحيح وتنقيح:هارانات

Advanced Yoga Practices (AYP)

For ordering information go to:

www.advancedyogapractices.com

ISBN 978-1-497519-96-1 (Arabic Paperback Edition)

ISBN 978-1-938594-27-4 (Arabic eBook Edition)

ISBN 978-1-478343-37-0 (English Paperback Edition)

ISBN 978-0-9800522-9-9 (English eBook Edition)

ISBN 978-0-9819255-1-6 (English AudioBook Edition)

" من خلال ممارسة أجزاء اليوغا يتم القضاء على الشوائب، عندها يحصل التنور"

(باتانجالي- يوغا سوترا 2:28)

مقدمة

منذ قرون، كتاب صغير اسمه *يوغا سوترا* كتبه حكيم هندي اسمه *باتانجالي* وتضمن الممارسات الأساسية والتجارب التي تؤدي إلى تنور الإنسان. هذا الكتاب الصغير يتضمن *الأجزاء الثمانية* الشهيرة لليوغا والتي تعكس المقدرات الروحية الطبيعية في داخل كل واحد منا و طرق تفتحها. إن أساس كل تقدم روحي موجود في الجهاز العصبي لكل إنسان. عندما نطبق تقنيات مندمجة ومجربة منذ القدم تحفز عملية التحول الروحي للإنسان، يحصل تقدم ملحوظ ضمن أي إطار ثقافي أو ديني. إن أي شخص عنده الرغبة يستطيع أن يبني روتين ممارسة يومية يتم *إدارتها شخصياً* على المدى البعيد، مما يؤدي إلى تنمية التنور في الحياة اليومية. هذا الكتاب يفصل الهيكلية ككل، دمج و نمط الممارسات اليوغية التي ذكرناها في نصوص *الممارسات اليوغية المتقدمة*.

إن مجموعة *الممارسات اليوغية المتقدمة للتنور* هي محاولة لعرض التقنيات الروحية الأكثر فعالية عبر مجموعة من الكتب السهلة القراءة فيستطيع أي شخص استعمالها للحصول على نتائج عملية على المدى القصير و البعيد. لمدة قرون، الكثير من هذه الممارسات القوية تم إخفاؤها كأسرار من أجل المحافظة عليها. الآن نحن في عصر *المعلوماتية* ونستطيع المحافظة على المعرفة للأجيال الحالية و المستقبلية بشكل غير مسبوق. السؤال يبقى: "إلى أي مدى نستطيع نشر التقنيات الروحية بشكل فعال عبر النصوص المكتوبة؟"
منذ بدايتها في العام 2003، إن نصوص *الممارسات اليوغية المتقدمة* كانت اختبار لمعرفة لأي درجة نستطيع القيام بذلك مع عرض الكثير من التفاصيل عن الممارسات. هذه التفاصيل لم تكن مذكورة في النصوص الروحية القديمة. هل تستطيع الكتب أن توفر لنا الوسائل الضرورية للسير على طريق التنور، أم علينا التسليم إلى أقدام *غورو* لنجد خلاصنا؟ من الواضح أن علينا التسليم إلى شيء، حتى ولو كان مقدرتنا العفوية لعيش حياة أكثر حرية و فرح. إذا تمكننا من القيام بذلك، والمحافظة على روتين ممارسة منتظم، عندها كتب مثل هذا الكتاب مهمة و تعلمنا طرق التحول الروحي للإنسان. إذا كان القارئ مستعد و الكتاب قيم، إن أمور مذهلة تحصل.
في حين إن اسم شخص واحد مذكور كمؤلف لهذا الكتاب، انه في الحقيقة خلاصة جهود الآلاف من الممارسين على مدى الآلاف من السنين. إنها محاولة شخص واحد لتبسيط التقنيات الروحية وجعلها عملية. أنني ممتن إلى كل اليوغيين الذين مروا عبر التاريخ. كما أنني ممتن جداً لليوغين الحاليين الذين أتواصل معهم والذين يتابعون ممارساتهم بإخلاص فيحصلون على نتائج جيدة. أتمنى أن تجد هذا الكتاب مفيد أثناء سفرك على طريقك المختار. مارس بحكمة و تمتع!

فهرس

الفصل 1- أجزاء اليوغا الثمانية

منذ أن نظر أجدادنا القدماء إلى السماء بإعجاب، كان هناك معرفة مسبقة إن هناك أكثر من كوننا كائنات مادية تموت. ولكن ماذا؟ وكيف نستطيع اختبار هذا إلى أقصى الحدود؟
هذه أحجية البشرية منذ بدايتها و تبقى اكبر تحدنا في أيامنا الحديثة. لقد أبحرنا البحور، سافرنا في السماء، اكشفنا الذرة، اختصرنا العالم بالاتصالات السريعة و سافرنا في الفضاء الخارجي. ولكن هل أدركنا المقدرة الداخلية الكامنة للإنسان. ليس بعد. ليس على مستوى كبير. البعض يشك أن هناك أي شيء في داخلنا للإدراك. إن المؤسسات الدينية حول العالم مع مراسيمها، خرافاتها، سياستها و فسادها، تجعلنا نفكر إذا كان الإنسان فعلاً يستطيع أن تحصل معه تجارب روحية والحرية الداخلية العميقة الموعودة في النصوص الدينية حول العالم منذ القدم. في حين أن أقلية دائماً ادعت من تجربتها الخاصة إن التحول الروحي للإنسان حقيقي و حاولوا أن يدلونا على الطريق. تقريباً الجميع شعر في وقت ما أن هناك *شيء إضافي* يعيش في داخل كل واحد منا. إذا نبدأ بالسعي إلى المعرفة. إن الذين عبروا عبر بابهم الداخلي ما زالوا يعلموا الطرق التي تسهل هذه الإنفتاحات عند كل الناس. في حين، بالنسبة إلى معظم البشرية، إن الروحانية أمر ممل أو سيء، ولكن الآن أصبح من الواضح بالنسبة إلى الكثيرين أن شيء عظيم موجود من بعد الأفق. إن الذين سافروا إلى هناك يرون قصص عظيمة من السلام المترسخ، النشوة و تدفق الحب الإلهي. كما أنهم يقولون أن كل الكون موجود في داخلهم. بالفعل إن *الحدود الأخيرة* هي في داخلنا! قد لا نكون أكيدين من كل هذا، ولكن هناك أمر واحد أكيد. هناك أكثر مما نعرف و سنعرفه في الوقت المناسب. الحقيقة ستحررنا. تماماً مثل المعرفة في كل ميادين العصر الحديث مثل التكنولوجيا و المعلوماتية، المعرفة الروحية تنتشر بسرعة. أثناء هذه العملية، إن المعارف القديمة عن الروح تجد تطبيقات بأشكال جديدة و فعالة.

باتانجالي يوغا سوترا

منذ قرون، كتاب قديم كتبه حكيم هندي اسمه *باتانجالي*، شرح كل الممارسات التي تحفز المقدرات الطبيعية الكامنة في الجهاز العصبي للإنسان من اجل التطهير و الانفتاح الذين يؤديان إلى الإدراك المباشر للحالة التي نسميها *التنور*.
إن كتب باتانجالي اسمه *يوغا سوترا* (غرز الاتحاد) ويعطي أفضل ملخص للتقنيات و التجارب في التحول الروحي للإنسان. إن الممارسات المندمجة التي يشرحها باتانجالي تتضمن *الأجزاء الثمانية الشهيرة لليوغا*. هذه اللائحة تشرح كل جوانب المقدرات الروحية للإنسان و التقنيات لتفتحها. إنها لائحة تساعدنا في التأكد من اكتمال كل النواحي في أي طريق روحي.
إن الأجزاء الثمانية لليوغا وفق باتانجالي هي كالتالي:

. **ياما** *(قيود)*- عدم العنف، الصدق، عدم السرقة، المحافظة على و تنمية الطاقة الجنسية، عدم الطمع
.**نياما** *(مراعاة)* طهارة، اكتفاء، الشوق الروحي،دراسة المعرفة الروحية و الذات ، التسليم إلى الله
.**اساناز** (وضعيات جسدية)
.**براناياما** (تقنيات التنفس)
.**براتياهارا** (انغلاق الحواس)
.**دهارانا** (الانتباه المركز على شيء)
.**دهيانا** (التأمل- الذوبان المنهجي للشيء في الوعي).
.**سامادي** (الامتصاص في غبطة الوعي الصافي)

هناك فئة إضافية من الممارسة اسمها **ساميامـا**، إنها تستعمل الأجزاء الثلاثة الأخيرة من اليوغا في نفس الوقت. إن باتانجالي يشرح ممارسة ساميامـا بشكل غامض، يستعمل عبارة *قوى فوق الطبيعة* ليصف النتائج، كما يستعمل كلمات *سيدهيز* و *معجزات* التي تواكب ممارسة ساميامـا. في الواقع إن ساميامـا هي طريقة منهجية لتحفيز تدفق الحب الإلهي في الحياة اليومية أي ظهور *الثبات في العمل*- اتحاد النشوة المستمر ما بين الحياة الخارجية و الحياة الداخلية. إنها سعادة لا تنتهي التي هي أعظم سيدهي. كل منهج يوغا يعلم بأسلوبه الأجزاء الثمانية لليوغا. أحياناً، يتم تعليمها بالترتيب، أي الطريقة التقليدية- أولاً تعلم قوانين التصرف (ياما، نياما) من ثم إذا التلميذ جاهز، المعلم يعلمه الممارسات الأخرى في اللائحة. إن أجزاء الثمانية لليوغا بسيطة و منطقية للفهم، بالتالي كل معلم يوغا يدعي انه يعلمها. هذا صحيح بنسب متفاوتة لأن الأجزاء الثمانية كل ما نستطيع القيام به في اليوغا. بهذا المعنى، إنها تشكل خريطة طرق كاملة، خطة و مرجعية روحية للتقنيات المختلفة لفتح الجهاز العصبي الإنساني إلى التجربة الإلهية. عندما نمارسها كلها، الأجزاء الثمانية تسمى *اشتنغا (الأجزاء الثمانية) يوغا* و *راجا (ملكي) يوغا*. ولكن ما هو الاسم؟ أن ما نسميه هنا *الممارسات اليوغية المتقدمة* هي الأجزاء الثمانية أيضاً. كذلك هو أي منهج للتحول الروحي الإنساني، بشكل كامل أو جزئي، من ضمنها مناهج الممارسة الروحية الموجودة في الأديان حول العالم. إن الأجزاء الثمانية لليوغا تتضمن كل نواحي التحول الروحي للإنسان. هذا هو جمالها. عندما ننظر إلى تعليم روحي أو دين، مستعملين الأجزاء الثمانية كمقياس، نرى مباشرة ما هو الموجود و ما هو الناقص. كلما كانت التقاليد منفتحة أكثر كلما تضمنت المزيد من هذه الأجزاء الثمانية. كلما كانت التقاليد اقل انفتاحا كلما تضمنت اقل من هذه الأجزاء الثمانية. هذا ليس كلام متعصب. إننا فقط ننظر إلى ما ينجح، بغض النظر عن الإطار الثقافي أو الديني. إن الممارسة الروحية مثل الرياضيات- لا تعتمد على الوقت ، المكان أو الثقافة. واحد مع واحد يساوي اثنين. انه السبب والنتيجة. إن الأجزاء الثمانية لليوغا تتضمن كل الأسباب و النتائج الروحية ببساطة أنيقة. كما ذكرنا، تقليديا، الأجزاء الثمانية يتم إتباعها وفق الترتيب. إن السبب هو أن الناس يجب أن تتصرف جيداً قبل البدء بأي ممارسة روحية. عندما يعلمون كيفية التصرف، يبدأ بالجسد (اساناز) من ثم التنفس (براناياما) وأخيراً يصبحون جاهزين للانتباه المركز (دهارانا)، التأمل (دهيانا) وغبطة النشوة الصافية (سامادي). بهذه الطريقة التقليدية الطريق طويلة خصوصاً إذا المعلم متطلب جداً في كل جزء. ان تعملم الاجزاء الثمانية على فترة طويلة لا ينجح في ايامنا هذه. يجب ان نحفز الاسباب والنتائج بطريقة فعالة. إن حياتنا قصيرة و يجب أن نستفيد منها إلى أقصى حد. منذ القرن الماضي، تم الاعتراف في المجتمع اليوغي بضرورة تطبيقات أكثر فعالية. في أيام باتانجالي، ربما لم يكن من السهل أن نبدأ مباشرة مع الناس في التأمل العميق. براناياما التنفس السنسلي كما يتم اليوم. هذه التغيرات تدل على التقدم. على مدى السنين، عدة معلمين بدئوا في تطبيق الأجزاء الثمانية من أماكن مختلفة. البعض يبدأ بالاساناز والبعض الأخر بالبراناياما. البعض يركز أولاً على الإخلاص من ثم يقفز إلى التأمل أو شيء آخر. البعض يبدأ مباشرة بالتأمل من ثم يرجع إلى الأجزاء الأخرى. من المثير للاهتمام، أن البدء بالمراحل الأخيرة يؤدي إلى تصرف روحي (ياما و نياما) بفضل التطهير و الانفتاح الحاصلان. إن البدء بياما و نياما أي قوانين تصرف متشددة قد لا يكون فعال جداً. في الممارسات اليوغية المتقدمة نحن نتبع المنهج الأول. أي أننا نبدأ بالتأمل العميق من ثم نتقل إلى براناياما ، الخ...و ننمي المحرك الأول أي البهاكتي (الرغبة الروحية) أثناء كل الطريق. في هذا الكتاب سنناقش عملية بناء وإدارة ممارساتنا وفق هذه الخطوط. إن كل من مارس اليوغا لفترة لاحظ أن كل أجزاء اليوغا متصلة ببعضها البعض. أي، إذا بدأنا بجزء، الأجزاء الأخرى ستتبع. مع تفتحنا و تطهرنا من الداخل، سنميل في النهاية إلى كل أجزاء اليوغا. من الشائع لدى المتأملين الجدد أن يصبحوا قارئين شرهين للكتب الروحية (نياما –

دراسة الكتب الروحية)، ويميلوا إلى حمية اطهر (نياما- الطهارة) وان يهتموا أكثر براحة الآخرين (ياما – عدم الأذية).
في الواقع إن أفضل طريقة لتحقيق التقدم في ياما ونياما هي بالذهاب مباشرة إلى سامادي (غبطة النشوة الصافية- الصمت الداخلي) بالتأمل العميق. عندها التصرف المتناغم يأتي عفوياً من داخلنا، بل من يفرض علينا من الخارج. هذه النتائج تدل على *التداخل ما بين كل أجزاء اليوغا* . هذا يحصل على كل مستويات الممارسة. أحياناً يسمى *الرحمة* ، لأن البركات الروحية تبدأ بالظهور فجأة من العدم. حقاً، هذه البركات يتم إرسالها عبرنا بواسطة التواصل الروحي الظاهر في جهازنا العصبي من شيء قمنا به في مكان ما من أجزاء اليوغا الثمانية. حتى البحث الصادق من القلب "هل هناك شيء أكثر" هو ممارسة يوغية قوية. إنها موجودة في نياما – إنها بهاكتي ، تسليم نشيط لمثالنا الأعلى المختار. مع تقدمنا في ممارساتنا اليوغية، هذه الحركة في الجهاز العصبي تصبح كلها نشوة. عندها نسميها حركة *النشوة* (تمسى أيضا*كونداليني*). عندما تصبح الحركة في داخلنا كلها نشوة، نصبح متصلين فعلاً عبر كل أجزاء اليوغا- هنا، هناك وفي كل مكان. إذا قمنا بممارسات فعالة في عدة أجزاء، نبنيها بشكل منهجي خطوة خطوة، عندها جهازنا العصبي سيتطهر و ينفتح بسرعة كبيرة. هذا مبدأ مهم وهو جوهر الممارسات اليوغية المتقدمة- استعمال منهج مندمج واسع من الممارسات الفعالة. بالتالي عندنا خيار العمل في عدة أجزاء بشكل يتم إدارته شخصياً وفق سرعتنا.
هكذا التطور الروحي يتركز وينتقل عفوياً من المؤسسات و المعلمين الخارجيين إلى المكان حيث التجربة الروحية و التحول يحصلان حقاً، أي في داخل كل واحد منا. هذا هو مصير كل البشرية. حان الوقت لكل واحد منا أن يطالب بحقه هذا. كلما أبكرنا بذلك، كلما أبكرنا بالسير على الطريق. لطالما ظننا أن الحكمة الروحية جيدة إذا كانت قديمة وآتية من معلم غامض و متناقضة مع واقعنا الحالي. الحقيقة هي أن المعرفة الروحية هي قديمة و عصرية معاً- إنسانية بشكل تام في الوقت الحاضر و المكان الحاضر، لديها مقدرة الحياة في كل واحد منا. لهذا السبب في *نصوص الممارسات اليوغية المتقدمة* ، نقول دائماً "المعلم في داخلك".

يوغا و الجهاز العصبي للإنسان

في حين أن اليوغا موضوع شيق للقراءة، التفكير و النقاش به، إن المنافع الفعلية تأتي فقط من خلال التطبيق المباشر لتقنياتها. في الهند اليوغا تعتبر فلسفة، وهذا أمر غلط. إنها أكثر من ذلك بكثير.
اليوغا هي منهج من التقنيات مصممة لتشجيع العملية الطبيعية للتحول الروحي للإنسان على مستوى الفرد. في أيامنا الحديثة، اليوغا تعتبر فقط حركات جسدية، *اسانار* ، التي هي فقط جزء واحد من بين الأجزاء الثمانية. إن مراجعة سريعة *ليوغا سوترا / باتانجالي* تدل على أن اليوغا تشمل أكثر بكثير من الحركات الجسدية. إنها تتضمن عدة أدوات تستفيد من التطبيقات المتعددة للتحول الكامن في داخل الجهاز العصبي لكل إنسان. يوغا تعني *اتحاد*- اتحاد الصفات الخارجية و الداخلية للحياة . هذه أكثر من فلسفة. إنها واقع حي، يتم تنميته عبر عدة طرق تطبق بشكل منهجي يومياً. كل أجزاء اليوغا متصلة معاً في داخلنا. في الواقع، كل اليوغا هي نتيجة الجهاز العصبي للإنسان. وليس العكس كما نعتقد عادة. إن ما نظنه منذ القدم على انه معرفة خارجية هذا في الواقع معرفة داخلية نستطيع الوصول إليها أكثر بكثير مما نظن. حينما نفهم أن إمكانياتنا الروحية هي عملية داخلية وليست خارجية، عندها نقله عميقة في تطورنا ستبدأ بالحصول. على المستوى الفردي إن النقلة قد تكون سريعة جداً. كما أنها قد تشمل مجتمع بالكامل مع خروج طاقة مشعة، مما يؤدي إلى ظهور لفهم حدسي و انتشار الممارسات الروحية ما بين الناس. بهذا الشكل، كل البشرية ترتفع. الأمر تطلب وقت ليفهم الناس أن الأرض مستديرة و ليست مسطحة، وان الشمس هي مركز النظام الشمسي وليس الأرض. تطلب الأمر بعض البراهين. من ثم آمن الجميع و استعجلوا في الاستفادة من هذه

المعرفة الجديدة ، هذا النموذج الجديد. الآن حان وقت أن نستفيد من معرفة إن الجهاز العصبي للإنسان هو مركز كل التجارب الروحية وكل غبطة النشوة. انه جهاز العصبي هذا الذي تملكه الآن. إن البوابة إلى الغير متناهي هي بهذا القرب، في داخلك. كلما اعتدنا أسرع إلى فكرة إن كل واحد منا بوابة إلى الإلهي، كل ما كانت الحال أفضل للجميع. الأمر يتطلب بعض الأدلة. بهذه الحالة، الدليل في داخل كل واحد منا. لا داعي أن نعتمد على الآخرين. افتح بعض الأبواب هنا و هناك من خلال القيام ببعض الممارسات اليوغية الفعالة و سترى بنفسك. عندها سترغب بفتح كل الباب. نموذج جديد قد ولد!

ما هي منافع المعرفة اليوغية و تطبيقها العملي؟ انه تحول طبيعي لمستوى عمل أعلى لجهازنا العصبي مما يعطينا المزيد من السلام، الإبداع، الطاقة والصحة الجيدة في الحياة اليومية. نجد أنفسنا أكثر توحيد مع العالم، ونستطيع أكثر أن نتحرك بداخله بأشكال تفيدنا وتفيد الآخرين. الخوف و العذاب يصبحان أقل، مهما كانت المشاكل في الحياة الخارجية. نصبح *واحد* مع المحيط الغير متناهي للحياة حيث كل الأحداث في الزمان و المكان هي مجرد موجات على السطح. إن تغيرات الحياة تأتي وتذهب مثل الأمواج. في داخلنا، نصبح مترسخين، تماماً مثل أعماق المحيط. هذه ثمرة اليوغا- ليست فكرة، معتقد أو فلسفة، بل حالة وجود، تجربة حية. لا شيء جديد. إن أجدادنا سمعوا بهذه الأشياء. كمعظمها تم تدوينها كما كان هناك حكماء علموا هذه التقنيات للعيش في الحقيقة الكامنة في داخل كل واحد منا. ولكن الاتصالات كانت ضعيفة، والحياة كانت خطيرة والناس كانت تعيش بالكثير من الخوف و الخرافات. الآن الوضع مختلف. نستطيع أن نجد أي معلومة نريدها. هناك الكثير من الأبواب للمعرفة تفتح أمام الجميع. إن الحكمة القديمة أصبحت جديدة من جديد وتتوسع في تطبيقاتها العملية. إن الجهاز العصبي للإنسان لم يتغير عبر القرون. فقط انتظر بصبر، مثل كنز يتوق للانفتاح. حان الوقت.

إن يوغا سوترا/ باتانجالي التي كتبت منذ قرون هي من أعظم الكتب عبر التاريخ. ليس فقط يقول لنا ما نحن، بل أيضاً يقول لنا كيف نستطيع فتح أبواب الجهاز العصبي. انه يصف بوضوح العلاقات ما بين المبادئ الطبيعية للتطهير و الانفتاح الموجودة في داخلنا.

في *سلسلة الممارسات اليوغية المتقدمة*، سافرنا عبر الأجزاء الثمانية بترتيب يسرع التحول الروحي للإنسان بأشكال تأخذ أيضاً بعين الاعتبار المحافظة على الراحة و الأمان. تذكر أن باتانجالي كان يصف الأعمال الداخلية للجهاز العصبي للإنسان. إن الجهاز العصبي هو ما هو عليه، لا احد يستطيع أن يحدد كيف يعمل. فقط نستطيع أن نقوم بأفضل المستطاع لوصفه، فهم مبادئه الكامنة، نجد مراكز التحكم لفتحه واستعمالها لمصلحتنا في الأيام الحالية التي تعيش فيها.

عندما نعلم الممارسات اليوغية و نستطيع تطبيقها بشكل فعال ومندمج، الباقي أوتوماتيكياً. إن الهدف الأولي للإدراك العقلي للمسائل الروحية (تشريح العمليات إلى أجزاء وتسميتها) هو تطبيق وسائل و ثقة فيما نقوم به لنشعر بالحافز للاستمرار بالممارسات اليومية. غير ذلك الهدف، نحن لسنا بحاجة أن نعلم عن العمليات الداخلية. مثل محرك السيارة، كله تحت الغطاء. فقط نضغط على دواسة البنزين فننطلق. الأمر بهذه البساطة. بسيط لدرجة أن الكثيرون لم يفهموه من آلاف السنين. حان الوقت للجميع أن يدرك ماذا نملك- هذا الجهاز العصبي للإنسان، هذه البوابة إلى الإلهي التي نستطيع فتحها بسهولة إذا كنا نعلم أين هي وسائل التحكم البسيطة. في السابق تم تسمية اليوغا على أنها *علم* من قبل تقليديين من اجل جذب الفكر الحديث. إن اليوغا تستطيع أن تكون علم حقيقي إذا توافقت مع الظواهر الطبيعية و اكتمال الأسباب و النتائج في الممارسة. هذا يتضمن اخذ المعرفة المتوارثة مثل *يوغا سوترا* و البناء عليها مع تطبيقات عملية مجهزة للحصول على نتائج جيدة بدل من الالتزام بمبادئ صارمة. إن السير قدماً في المعرفة المطبقة هو نتيجة الممارسات والتجارب النابعة منها في الحاضر، مع القيام بتعديلات وفق الحاجة للحصول على اكبر تقدم براحة وأمان. إن علم اليوغا

الحقيقي مهتم بالنتائج الموثوق بها التي يستطيع الجميع حصول عليها عند استعمال التقنيات الفعلة ويبحث دائماً على طرق أفضل لاستعمال المبادئ الطبيعية العاملة في الجهاز العصبي لننفتح إلى الغير متناهي في داخلنا. لنشرح الآن مقدراتنا الروحية الكامنة و كيف أن الممارسات اليوغية نستطيع استعمالها بشكل منهجي لإيقاظها.

الفصل 2- هيكلية الممارسات

إن الممارسات الروحية أصلها في نوروبيولوجيا الإنسان، عربة كل التجارب. الممارسات تحفز المبادئ الطبيعية العاملة داخل الإنسان، التي لدرجة ما تبدو أنها أوتوماتيكية ما إن عمليات التحول تبدأ. وفق الدرجة التي نحفز التطهير و الانفتاح في عربة التجارب (جسدنا/ الفكر) للتعبير عن الحقيقة في داخلنا، نكون في الطريق إلى *التنور*. بسبب العلاقة الحميمة ما بين التقنيات الروحية و الجسد الإنساني، إن ميدان اليوغا الذي يشمل كل الممارسات الروحية المتنوعة، معقد مثل العلوم الحديثة عن عمل الجسد الإنساني. لكن هذا لا يعني أننا لا نستطيع تطبيق تقنيات بسيطة للاستفادة عملياً من الأعمال الداخلية للطبيعة. هذا يحصل من حولنا- السيطرة على مبادئ غير مرئية، مع تقنيات سهلة الاستعمال أو *ذراع تحكم*. لنأخذ الطيران الحديث كمثل، الكومبيوتر، الاتصالات والكثير من العلوم التطبيقية الأخرى. نسمي هذه الأمور *متقدمة*. ولكن ليس من الصعب أن نستعمل الهاتف الخلوي، الكومبيوتر أو السفر في الطائرة؟ هذه التطبيقات لمبادئ معقدة في الطبيعة متقدمة لأن تم تسهيلها لاستعمال عملي. هذا ما نعنيه عندما نقول *ممارسات يوغية متقدمة*. الممارسات ستكون متقدمة إذا كانت سهلة الاستعمال مع تحفيز العمليات المعقدة في داخلنا لمصلحة تطورنا الروحي. إذا كانت كذلك، عندها هي متقدمة. إذا لم تكن كذلك، أو نستطيع تسهيلها أكثر وجعلها أكثر فعالية، عندها نستمر بالبحث عن طرق أفضل لتشجيع عملية التحول الروحي للإنسان. هذه هي المسيرة التي لا تنتهي للمعرفة التطبيقية. كذلك في اليوغا و في كل الميادين. ولكن اليوغا موجودة منذ آلاف السنين و مدونة بشكل جيد. ماذا ممكن أن نحسنه؟ لعدة أسباب، لم يتم تطبيق اليوغا لدرجة تستفيد منها كل البشرية، بالتالي التطور في المعرفة يجب أن يستمر في أيامنا الحالية. أنها مسألة تسهيل التقنيات أكثر، مع زيادة فعاليتها وجعلها متوفرة لكل من يبحث عن التحقق الروحي في داخله. التبسيط لا يعني تجاهل الحقائق الأساسية للتحول الروحي للإنسان. هناك ميل عند الجميع للبحث على *الدواء السحري*. افعل هذا الشيء وكل الأمور تحل. هذه مشكلة أخرى- ننتقل من المعقد والغير فعال إلى البسيط بشكل مبالغ به والغير فعال أيضا. لا نستطيع قيادة سيارة مع المقود فقط. نحن بحاجة أيضاً إلى دواسة البنزين و إلى الفرامل. من ناحية أخرى، لا نستطيع قيادة السيارة إذا يجب يدوياً أن نشغل المقابس، ضخ الزيت والمبرد، إدارة النظام الكهربائي و القيام بكل العمليات الأخرى المعقدة التي تحصل تحت غطاء السيارة. إذا كانت السيارة مصممة بشكل جيد، نحن فقط بحاجة إلى أساسات بسيطة مثل المقود، الإسراع و الإبطاء.هذه حدود ما تستطيع الأغلبية إدارته أثناء قيادة السيارة.
اليوغا كذلك أيضاً. هناك عدة وسائل تحكم أساسية تؤثر على العمليات الداخلية في الجسد/ الفكر. إذا اهتممنا بها بشكل فعال، عندها يحصل تطهر و انفتاح، ظهور تدريجي للتجربة الروحية وتقدم بثبات نحو التنور. إذا ركزنا على ممارسة يوغية واحدة، سنجد عاجلاً أم أجلاً إن هناك شيء ناقص. وإذا حاولنا أن نقوم بالكثير من الممارسات، سنشعر بالارتباك ونحصل على نتائج مربكة لا نستطيع السيطرة عليها. إذاً، نحن نبحث عن عملية تطور تحفيز متوازن مع التقنيات الأساسية. سنبدأ بذكر المقدرات الداخلية للقيام برحلة التحول الروحي للإنسان. عندها سنذكر الأدوات الأكثر فعالية الموجودة في الأجزاء الثمانية لليوغا. وأخيراً سنطبق هذه الأدوات بشكل منطقي للحصول على أفضل نتائج، مع تجنب التعقيد و تجنب التسهيل المبالغ به. كل واحد منا سيكون عنده روتين ممارسة مختلف قليلاً، وفق رغبتنا الروحية و ميلنا الشخصي. ولكن بالنسبة إلى معظمنا هناك عدة ممارسات تشكل الجوهر- الطريق الوسط. هذا ما نصبو إليه هنا. الطريق الوسط لكل واحد منا.

مقدراتنا الروحية الكامنة

بما أن الجهاز العصبي للإنسان هو مركز كل الممارسة الروحية والعربة التي يحصل من خلالها كل التقدم الروحي، سنفصل مقدراتنا الروحية الكامنة و نرى كيف أنها تؤدي إلى تطبيق لممارسات روحية فعالة مذكورة في الأجزاء الثمانية لليوغا. سنرى أيضاً كيف أن هذه الممارسات المذكورة في الأجزاء الثمانية وفي نصوص الممارسات اليوغية المتقدمة، هي تجسيد لدوافعنا التطويرية الداخلية تماماً مثل أي تعليم يأتينا من الخارج. بالفعل، عندما يتم استعمالها بشكل صحيح، الأجزاء الثمانية لليوغا هي تذكير و تأكيد لما نملكه في داخلنا وما نعلمه أصلاً عن أنفسنا. هذا يحصل عند قيامنا بالممارسات، عندما تحصل اليوغا الأوتوماتيكية التي قد لم نكن سمعنا بها من قبل. إن *نصوص الممارسات اليوغية المتقدمة* تشمل الكثير من الممارسات بالتفصيل. هنا نخلص هيكلية روتين ممارسة نستطيع بناءه مع استعمال كل القطع. هل هذا يعني أننا لا نستطيع أن نضيف شيء؟ على الأرجح لن نصل أبداً إلى منهج كامل من الممارسات لأن ميدان التحول الروحي للإنسان شاسع وهناك دائماً إمكانية الاكتشاف و التحسين. هناك الكثير من التطبيقات التكميلية و المندمجة التي نستطيع تصميمها ، من المتوقع أن الأبحاث تستمر للحصول على أفضل ممارسات وفق مبدأ الأسباب و النتائج. انه طريق العلم. مع المعرفة و الممارسات التي يتم تطبيقها الآن، نستطيع تحقيق الكثير من الانفتاح والتطهير في أعماق جهازنا العصبي بالتالي كل شيء آخر ضروري للتنور سيأتي أوتوماتيكياً بفضل تواصل الأجزاء الثمانية لليوغا. هذا هو هدف *نصوص الممارسات اليوغية المتقدمة*- تقديم الوسائل الضرورية لتحفيز الجهاز العصبي ليتطهر و ينفتح. إن الجهاز العصبي يميل إلى ذلك في حال أعطيناه الفرصة. عندما تبدأ الكرة بالتدحرج، الكثير من نواحي ميلنا الطبيعي نحو التحول الروحي الإنساني ستظهر. أن الهدف هنا هو مساعدة الجميع ليكتفي ذاتياً في اليوغا.

المبادئ الأساسية و المقدرات الطبيعية

في جوهر تطورنا الروحي نجد المقدرات الطبيعية الموجودة في داخل كل واحد منا. إنها فقط بحاجة إلى بعض التحفيز لنتقدم نحو انفتاحات الوعي الداخلية نحو الغير متناهي. هذه المقدرات متجذرة في مبادئ أساسية عدة كامنة في جهازنا العصبي. كلنا مصممون ومبنيون لاختبار غبطة النشوة الإلهية الغير متناهية! إن المبادئ الأساسية للتحول الروحي للإنسان بسيطة. إنها خمسة وستكون واضحة لأي ممارس:

الانجذاب: نحو الحقيقة و/أو الله، على شكل رغبة – انه الحب الروحي.

التطهير و الانفتاح: عملية يميل إليها أي جهاز عصبي إنساني.

الصمت الداخلي: غبطة النشوة الصافية، حالتنا الطبيعية التي تشع عبر جهازنا العصبي عند حصول التطهير و الانفتاح.

النشوة: نختبرها عند تحفيز جهازنا العصبي من خلال يقظة قوة الحياة الداخلية

الاتحاد: تحولنا إلى حالة دائمة من الرحمة والتوحيد المشع، ثمرة اندماج صمتنا الداخلي و النشوة. انه الحب.

هذه المبادئ الخمسة الأساسية للتنور تبدأ بالحب و تنتهي بالحب. الحب هو انجذاب يتجسد كقوة الرغبة و الإخلاص نحو مثالنا الأعلى (بهاكتي) مما يسيرنا عبر عملية التحول الروحي الانساني. هكذا، يحصل التطهير و الانفتاح في الجهاز العصبي، مما يظهر مبادئ الصمت الداخلي و حركة النشوة فينا واتحادها في تدفق للحب الإلهي و التوحيد. لتحقيق ذلك، سنميل إلى استعمال تقنيات روحية تستفيد من المقدرات الطبيعية الموجودة فينا والمتصلة مع المبادئ الأساسية. لنتذكر هذه المقدرات الآن:

1.مقدرة الرغبة التي يتم تطبيقها بشكل دائم نحو هدف، مما يحرك تعبيراتنا الخارجية و الداخلية للطاقة (قوة الحياة) بأشكال تغير جذريا تجربتنا في الحياة.
2.مقدرة فكرنا في التحرك طبيعيا فيتخطى ذاته ليصل إلى الثبات. هذا الوعي من دون أشياء – يسمى أيضاً الصمت الداخلي أو غبطة النشوة الصافية.
3.مقدرة الفكر أن يصقل من دون جهد فكرة صوت (مانترا) ، مما يوصل الفكر عفوياً إلى الثبات تكراراً. إن بعض الأصوات تلقى صدى في جهازنا العصبي. نستطيع استعمال هذه الأصوات بشكل انتقائي لتحفيز الجهاز العصبي نحو تحول منتظم.
4.علاقة الجسد- الفكر التي طبيعيا تسمح للثبات الذي نميناه في الفكر أن يؤدي إلى ثبات في جسدنا، الأيض والتنفس. هذا يحصل عبر التواصل ما بين أجزاء اليوغا التي نختبرها بعدة أشكال في جهازنا العصبي.
5.مقدرة جهازنا العصبي أن يحافظ طبيعياً على نوعية الثبات، وعينا الفرح الصامت الداخلي حتى ونحن لا ننميه. هذه حالة *الشاهد الصامت*.
6.مقدرة ضبط و تنظيم التنفس لتحفيز تدفق قوة الحياة في الجهاز العصبي، مما يؤدي إلى أحساس بالاسترخاء وأحساس بالنشوة في الجسد.
7.مقدرة الصمت الداخلي و تدفق قوة الحياة في الجسد على التخلص من العقبات المتجذرة في أعماق الجهاز العصبي، تطهير و فتح وعينا تدريجيا نحو تجربة موسعة من السلام الداخلي، طاقة إبداعية، سعادة و حب.
8.مقدرة ضبط و تنظيم التنفس لأيقاظ المخزن الكبير لقوة الحياة الموجودة في منطقة الحوض- طاقة جنسية يتم سحبها إلى الأعلى في جهازنا العصبي لتعويض كمية الأكسيجين الأقل التي نأخذها عندما نضبط التنفس بلطف.
9. مقدرة الانتباه على التأثير على تدفق قوة الحياة في الجسد خصوصاً عند دمجه مع الانضباط و التنظيم للتنفس.
10.مقدرة بعض الأعصاب و الضفائر العصبية أن تحفز جسدياً لتعزيز و توجيه تدفق قوة الحياة في الجسد.
11.مقدرة النوروبيولوجيا في وسط و مقدمة الرأس (العين الثالثة) على الاتصال مع و إدارة النوروبيولوجيا قرب قاعدة السنسلة و المخزن الهائل لقوة الحياة (الطاقة الجنسية) في هذه المنطقة.
12.مقدرة الجهاز العصبي في وسط السنسلة أن يسير قوة الحياة وطاقة النشوة ما بين منطقة الحوض و العين الثالثة. هذا اسمه العصب الشوكي (سوشومنا)
13. مقدرة العصب الشوكي أن يشع قوة الحياة و طاقة النشوة عبر كل الجسد و أكثر، مما يحي كل ناحية من النوروبيولوجيا العليا في داخلنا و محيطنا بشكل سلس و منظم. هذا ظهور إشعاع الغبطة أو الكونداليني.
14.مقدرة الجهاز العصبي على مضاعفة قوة فكرة عندما يتم أطلاق هذه الفكرة عميقاً في الصمت الداخلي مما يؤدي إلى نتائج تطهيرية كبيرة في الجسد و محيطه.

15.مقدرة الصمت الداخلي و غبطة النشوة أن يندمجان و يبقيا *واحد*، وجود وعي ذاتي في جهازنا العصبي. هذا نختبره كغبطة النشوة. عبر البحث الطبيعي في الثبات، نعلم أن انه تعبير *لذاتنا* الإلهية.

16.مقدرة غبطة النشوة أن تتدفق منا إلى محيطنا كحب الإلهي. عندها نجد *ذاتنا* في شكل كل ما نصادفه. انه التفتح الطبيعي للحب الإلهي في الخدمة لكل المخلوقات.

كل هذه المقدرات موجودة فينا. أنها فقط بحاجة إلى قليل من التحفيز لتؤدي إلى تغيير في عمل جهازنا العصبي. مع تشكيلة واسعة من الممارسات اليوغية (أو فقط بعض الممارسات الأساسية) نستطيع القيام بالكثير من التحفيز لكل مقدرة طبيعية نملكها وتجعلنا نتقدم على طريق التحول الروحي للإنسان. كل واحد يتصرف بشكل مختلف قليلاً مع عمليات التحفيز عبر الممارسات اليوغية، بسبب الاختلافات في كل واحد منا في هيكلية عقباته الداخلية التي يجب إذابتها بشكل آمن. كلنا نستطيع القيام برحلة التحول عبر اليوغا. إنها فقط مسألة إدارة تصرف ممارساتنا. هذا ما نسميه ممارسة يتم *إدارتها بشكل ذاتي* مما يتضمن تطبيق إستراتيجية لبناء روتين ممارسة يومي تقدمي و آمن. هذا يتم خطوة خطوة كما نشرح في الفصل اللاحق. لنقوم بذلك يجب أن نختار من تشكيلة واسعة من الممارسات التي تحفز تشغيل المقدرات المذكورة أعلاه، مما يجعلنا نختبر بوعي المبادئ الخمسة الأساسية.

جرد الممارسات

لقد تكلمنا عن المبادئ الأساسية و ومقدراتنا الكامنة للتحول الروحي للإنسان. الآن كيف نحرك كل هذا معاً؟ من الواضح، الممارسات التي نستعملها، كيف نطبقها، ونتائجها في حياتنا اليومية هي الأهم.

إن الممارسات الروحية تم تطويرها و تطبيقها منذ آلاف السنين، بدأت بالتقنيات التي استعملها أجدادنا الذين عاشوا قرب الطبيعية كصيادين و مزارعين الخ... مراسم و تقاليد قديمة غالبا شكلت جوهر الممارسة الروحية في تلك الأيام،على أمل تحقيق حياة أفضل منسجمة مع الطبيعة. مع الوقت، تم صقل التقنيات لتتناسب مع التطور في الجهاز العصبي الإنساني بحد ذاته، والتركيز توجه تدريجياً إلى الداخل. إن *باتانجالي يوغا سوترا* تشكل واحد من أساسات فهمنا من الأيام القديمة. الكثير من النصوص القديمة التي تُستعمل اليوم تعكس مفاهيم مشابهة لدى أجدادنا وفق تجارب الأقلية. الآن حان الوقت لنا أن نتوسع في المعرفة القديمة وفق تجارب الكثيرين.

إذاً، لنقوم بجرد للممارسات في نصوص الممارسات اليوغية المتقدمة. لقد جمعنا هذه النصوص على فترة سنوات من بعد قياس فعالية الممارسات الفردية. والاهم، من بعد قياس فعاليةدمج الممارسات.

إن الممارسات في هذه اللائحة لا تتبع مدرسة واحدة. إنها تمثل مجموعة الأجزاء الثمانية لليوغا، ليس بسبب إجباري، بل بفضل فعاليتها عند ممارستها. إن الممارسات و الأجزاء الثمانية منبثقة من صفات الجهاز العصبي ومقدراته الطبيعية بالقيام بعملية التحول الروحي الإنساني.

هذا الوصف للممارسات ليس كيفية القيام بهذه الممارسات. للحصول على كيفية القيام بها راجع نصوص الممارسات اليوغية الأخرى. نحن نذكرها هنا لتحضير عملية اشمل، تجميع روتين ممارسة يومية خطوة خطوة. عندما تنتهي من هذا الكتاب، نأمل أن تكون قد فهمت الهيكلية الشاملة و نمط *الممارسة الروحية التي يتم إدارتها شخصياً*.

هذا هو جرد الممارسات الأساسات التي سنستعملها عبر كل هذا الكتاب.

1.**بهاكتي:** تنمية الرغبة نحو مثالنا الأعلى المختار (حب الحقيقة و/أو الله في القلب) مما يؤدي إلى الممارسات اليومية. بهاكتي/الرغبة هي المحرك التي تؤدي إلى كل الممارسات اليوغية. نقوم بها من خلال تفضيل مثالنا الأعلى المختار(ايشتا) فنوجه منهجياً رغباتنا و عواطفنا سواء كانت ايجابية أو سلبية. بهذا الشكل، دافع قوي يقودنا من الداخل إلى التنور يولد في داخلنا و من حولنا. عندها كل ما نحن بحاجة إليه لنتقدم في الرحلة سينجذب إلينا كالمغناطيس من ضمنها إرادة القيام بالممارسات اليوغية يومياً مهما تطلّب الأمر من وقت لإتمام رحلتنا.

2.**التأمل العميق** مع مانترا *ايام* بالإضافة إلى عدة تحفيزات للمانترا نستطيع إضافتها مع الوقت. التأمل العميق التفضيل ليسهل للمانترا جلب الفكر (والجسد) إلى الثبات تكرار في الجلستين اليوميتين مما يؤدي إلى تطهير عميق في جهازنا العصبي والى غبطة الصمت الداخلي المستمر.

3.**براناياما التنفس السنسلي**- الممارسة الأهم لأيقاظ و توازن قوة الحياة في العصب الشوكي ما بين العين الثالثة (ما بين الحاجبين) و الجذر (العجان). انه ظهور حركة النشوة والإشعاع. يسمى أيضا يقظة*الكونداليني*. نستطيع تحفيز التنفس السنسلي من خلال مجموعة إضافات الى الممارسة، مما يحرك أكثر قوة الحياة في العصب الشوكي.

4. **مولابانذها /اسفيني:** حركات تستعمل عضلات الشرج و عضلات أخرى في أسفل الحوض لأيقاظ قوة الحياة (كونداليني) في الجذر.

5.**سامبافي مودرا:** وسيلة لأحداث تحفيز جسدي مباشر للعمليات النوروبيولوجية للعين الثالثة. نرفع العينين بلطف ونركزهما إلى النقطة في وسط الحاجبين الذي نعقدهما قليلاً. تحفيز مراقب و مستقر للكونداليني عند الجذر وعبر كل الجهاز العصبي.

6.**اساناز (الوضعيات الجسدية):** انحناء و تمديد الجسد مما يتكامل مع براناياما التنفس السنسلي و التأمل العميق. الاساناز تساعد في تنمية و تطهير الجهاز العصبي، مما يسهل ظهور الصمت الداخلي المترسخ و حركة النشوة في الجسد.

7. **سيدهاسانا:** طريقة جلوس قوية أثناء الممارسات لأيقاظ حركة النشوة عند الجذر، وتطبيق مبدأ الحفاظ وتنمية الطاقة الجنسية. إن كعب القدم يوضع على العجان أثناء التنفس السنسلي و التأمل العميق فيتم تحفيز دائم ما قبل النشوة للطاقة الجنسية. مع الوقت، كل الجهاز العصبي يضاء بفضل هذه التقنية عندما يتم دمجها بشكل فعال و مريح مع ممارسات الجلوس.

8.**يوني مودرا كومباكا:** ممارسة قوية (نستعملها باعتدال) تساعد في فتح العين الثالثة بواسطة ضغط الهواء في الممرات والجيوب الأنفية، وإيقاظ قوة الحياة (كونداليني) في كل الجهاز العصبي. هذا يحصل عبر قطع النفس (كومباكا) و عدة مودرا و باندا، كلها معا تشكل يوني مودرا كومباكا.

9.**الجنس التانتري:** (طريقة الكبح بالإضافة إلى ممارسات أخرى) – مثل ديناميكيات سيدهاسانا و نستعملها أثناء الممارسة الجنسية العادية مع أو من دون شريك، نطبق مبدأ المحافظة و تنمية الطاقة الجنسية. عندنا نستعمله مع ممارسات الجلوس اليومية، إن تقنيات الجنس التانتري تشكل وسائل إضافية قوية لأحياء و توزيع قوة الحياة (كونداليني) عبر الجسد.

10.**كيشاري مودرا** (عدة مراحل) – هذا تدريجياً مع الوقت رفع رأس اللسان صعوداً إلى (1) سقف الفم حيث يلتقي الحلق الخشن و الحلق الناعم ، (2) فوق الحلق الناعم إلى المنطقة الحساسة روحياً أي حافة الحاجز الأنفي (3) فوق تجويف انف البلعوم و (4) إلى النقطة ما بين الحاجبين مع التناوب ما بين الممرات الأنفية الحساسة روحياً من الداخل. إن الدخول إلى المرحلة 2 هو نقلة نوعية خصوصاً عندما تظهر حركة النشوة بفضل دمج الممارسات اليوغية. كيشاري محفز مهم للكونداليني المستيقظة (نعرف من خلال حركة النشوة في الحاجز الأنفي) وتلعب دور مهم في تحقيق حركة نشوة و إشعاع دائمان في الجسد.

11. **اوديانا باندها و نولي**: تحفيز الحركة الصعودية لطاقة النشوة خصوصاً عبر الجهاز الهضمي، مع استعمال الحجاب الحاجز وعضلات البطن من بعد الزفير. نولي تتضمن تدوير عضلات البطن مما يحفز نوروبيولوجيا النشوة في من حول القناة الهضمية.

12. **جالاهندرا الديناميكية (نفخ الذقن)** مع أو من دون كومباكا (قطع النفس). تدوير الرأس مع جلب الذقن إلى تجويف الحلق مع كل دورة مما يحفز طاقات النشوة ما بين القلب و الرأس و عبر كل الجسد.

13. **سامياما**- عملية بدء و إطلاق أفكار معينة (سوترا) في أعماق صمتنا الداخلي، مما يخلق نتائج تطهيرية قوية عبر كل الجهاز العصبي وأكثر. إن النتائج قد تكون ما يسمى *قوى فوق الطبيعة* التي تسمى أيضاً *سيدهيز أو معجزات*. نقوم بسامياما من اجل التطهير الروحي و إدراك الحياة كتدفق لا ينتهي من *الثبات في العمل*. هناك عدة أنواع من سامياما: سامياما الأساسية، سامياما الكونية (يوغا نيدرا)، اساناز مع سامياما، صلاة سامياما وعادة ننميها في استعمال سامياما لتحفيز عدة نواحي من الحياة اليومية.

14. **براناياما باستركيا السنسلة**: تنفس سريع في العصب الشوكي ما بين العين الثالثة (ما بين الحاجبين) والجذر (العجان) مما يسرع تطهير العصب الشوكي وكل الجهاز العصبي. كما نستطيع توجيه باستريكا لأماكن محددة من المقاومة في العصب الشوكي.

15. **الحمية وشاتكارما** (تقنيات التنظيف) : إنها طرق تصرف (نياما) من اجل تطهير الجسد و تحفيز الثبات وطاقة النشوة عبر الجهاز العصبي. التهضيم يلعب دور أساسي في ظهور النشوة في النوربيولوجيا، مما يخلق مواد مصقولة تضيء كل الجسد وأكثر. من المعروف منذ القدم أن الضوء و حمية مغذية وعدم استهلاك الكحول ، التبغ و المخدرات كلها أمور تساعد في التطور الروحي. إن الصوم من وقت لأخر يساعد أيضا في التطهير و الانفتاح، بالإضافة إلى الاستعمال المعتدل لأمارولي (علاج البول). إن المزيد من المنافع الروحية نحصل عليها عبر استعمال تقنيات التنظيف (شات كارما) من اجل الجهاز الهضمي، الممرات و الجيوب الأنفية. من اجل اكبر فعالية، هذه التقنيات تعتمد على تطبيق عدة ممارسات يوغية يومياً، مما ينمي الصمت الداخلي و حركة النشوة في الجهاز العصبي. مع تقدمنا في التأمل العميق، قد نميل عفوياً إلى هذه التقنيات بفضل تواصل كل أجزاء اليوغا في داخلنا.

16. **البحث عن الذات** (معرفة ذاتنا الغير ثنائية) : تساؤل طبيعي يظهر أثناء الأعمال اليومية، مما يؤدي على أكيد إلى معرفة طبيعتنا الجوهرية- الثبات المطلق لغبطة الوعي الصافي، الأرضية الموحدة لكل الوجود. قد نبدأ بسؤال "من أنا؟". إن البحث عن الذات متصل عادة برغبتنا الروحية الأساسية (بهاكتي) ولاحقاً تساعدنا عند الاقتراب من ثمرة التنور. إن علاقة بحثنا في الحقيقة تعتمد على قوة البهاكتي و تنمية الصمت الداخلي (الشاهد) عبر التأمل العميق. قبل ذلك الحين، البحث عن الذات يكون مجرد تمارين فكرية وغالبا يربكنا و يحبطنا لأن الفكر لا يؤدي إلى التنور. يجب إن نذهب ابعد من الفكر. التنور ليس فكرة. انه حالة للجهاز العصبي، مما يؤدي إلى إدراك لكل التجارب الداخلية والخارجية (من ضمنها التفكير) من وجهة نظر الصمت الداخلي، شاهدنا الصامت، *ذاتنا الإلهية*.

17. **كارما يوغا** (خدمة الأخرين بمحبة) : ممارسة تظهر عفوياً في حياتنا اليومية، نتيجة تزايد الصمت الداخلي، إشعاع النشوة والتدفق الخارجي للحب الإلهي. هذا سببه التطهير و الانفتاح في الجهاز العصبي بفضل الممارسات اليوغية. انه ظهور حالة وجودنا الطبيعية – الصمت الداخلي المترسخ و تدفق دائم لغبطة النشوة و الحب الإلهي. هذه الحقيقة العظيمة الكامنة في كل واحد منا- حقيقة الحب الإلهي. مع تقدمنا في اليوغا، هذا يصبح واضح جداً. بالنسبة إلى البعض هذا يعرفوه من أول جلسة تأمل عميق.

كل الممارسات هي مجرد وسائل تنقلنا من رغبتنا الأساسية بالاكتفاء (بهاكتي) عبر التطهير و الانفتاح الضروريان للوصول إلى التعبير النهائي *لهذا* في كارما يوغا، العمل للآخرين كما لو كنا نعمل لأنفسنا، لأننا نعلم أن الآخرين تعبير عن *ذاتنا*.
إن الممارسات أعلاه تشكل جوهر التقنيات اليوغية في منهج الممارسات اليوغية المتقدمة. أنها تعتمد على تطبيق عملي لمقدراتنا الروحية الكامنة من اجل التحول الروحي للإنسان الذي شرحناه سابقاً.
في الفصل اللاحق، سنشرح كيف أن هذه الممارسات تستعمل لبناء روتين يومي فعال من الممارسات يتناسب مع حياتنا المنهمكة في العالم. في الواقع، إن الروتين مبني بشكل يستعمل أوتوماتيكياً أعمالنا اليومية كممارسة روحية. قبل شرح روتين الممارسة، سنلقي نظرة على الرحلة العالمة التي سنقوم بها.

رحلة التطهير و الانفتاح
افترض نريد البدء بممارسة ما ذكرناه أعلاه. قل أن لدينا رغبة قوية للنمو الشخصي وقررنا القيام بالتأمل العميق يومياً. ماذا سيحصل؟
إن تجربتنا قد تكون متنوعة، قد لا نلاحظ أي شيء، أو قد نلاحظ القليل، بعض الصمت الداخلي، أو ربما جبال تتحرك في داخلنا. قد تكون كل هذه معاً، تحصل في أوقات مختلفة عبر الأشهر و السنوات من ممارستنا اليومية. إن توقعاتنا لن تكون سبب ما يحصل، فقط قوم بممارساتك كل يوم واتبع التقنيات كما شرحناها. أكثر من ذلك، التوقعات تصبح عائق، أمر يلهينا. إذا من الجيد أن نقوم فقط بممارستنا اليومية من ثم نخرج إلى حياتنا و أعمالنا العادية. إن الأعمال العادية أثناء النهار مهمة أيضاً، إنها تلعب دور أساسي في تثبيت ما نكتسبه في تأملنا. عند البدء بالتأمل العميق، من ثم نضيف ممارسات أخرى خطوة خطوة، نكون قد بدأنا رحلة التطهر و الانفتاح. كل تجاربنا ستكون متصلة بذلك. مع تنميتنا للصمت الداخلي (سامادي)، عملية واسعة و معقدة ستتحفز في داخلنا، نصفها *بالثبات في العمل*. مع توجهنا إلى أعماقنا، نحفز و نوقظ قوة كونية هي جوهر وجودنا. هذا يعبر عنه في حياتنا اليومية بطرق كثيرة. إنها عملية طبيعية لليقظة نحفزها، حيث جهازنا العصبي ينتقل إلى مستوى أعلى بكثير من العمل. هكذا، عقبات و أوساخ قديمة في داخلنا ستذوب أوتوماتيكياً. إن علامات عملية التطهير ستظهر في أفكارنا، مشاعرنا و ظواهر جسدية. هذه هي الرحلة- تطهير و انفتاح. من المهم أن نفهم هذا، لأن معظم ما نقوم في طريقنا له علاقة بإدارة هذه العملية للحصول على اكبر تقدم براحة وأمان. إذا لم نقم بذلك، عندها علامات مفرطة للتطهير و الانفتاح قد تحصل، مما يؤدي إلى انزعاج متنوع الأشكال فنتوقف عن الاهتمام بالممارسات اليومية.
تصور أنبوب (جهازنا العصبي) مسدود، بالتالي لا ينقل ماء (غبطة الوعي الصافي) كما يجب. فنربط الأنبوب بمنبع ماء قوي (التأمل العميق) فيزيد التدفق عبر الأنبوب ولكن تحصل بعض المقاومة للمستوى الجديد للتدفق والكثير من الأوساخ ستخرج. هكذا ينظف الأنبوب. هذه قصة التطهير و الانفتاح في جهازنا العصبي وعملية التحول الروحي للإنسان مع الوقت. إن العملية تأخذ وقت. على عكس ما يقوله البعض، إن التنور لا يحصل في ليلة وضحاها. في حين أن مستويات التحقق قد تبدأ مفاجئة، لكنها كثيرة جداً وهذا يأخذ وقت في الممارسات اليومية و التعديل المستمر للممارسات لتسهيل عملية التطهير و الانفتاح. نسمي هذا التعديل *التثبيت الذاتي*. طريقة أخرى للنظر إلى هذه العملية، تعكس تغير نوعية تجربتنا مع تقدمنا ، هي تشبيه الشمس و الغيوم في السماء. مع تقدمنا في التأمل العميق والممارسات الروحية الأخرى، سنرى لمحات من صمتنا الداخلي، الذي قد يكون على شكل إشعاع قوي. ربما سنشعر فقط بوضوح اكبر، المزيد من الثبات أو فعلاً قد نشعر بإضاءة اكبر من داخلنا. عندها، كما أتي الضوء الداخلي، قد يذهب لفترة، تماماً مثل الشمس التي قد تختفي لفترة عندما تمر الغيوم أثناء اليوم المشمس. إن ممارساتنا تبعد الغيوم التي تعيق ضوءنا

الداخلي، شمسنا. مع الوقت، إن الغيوم تصبح قليلة جداً ومتباعدة، وسنصبح عربة اطهر للضوء.
هكذا ترتفع أعمالنا في حياتنا العادية إلى مستويات أعلى. كلما اكتشفنا أكثر أننا صمتنا الداخلي، كلما خفت العقبات أمام ضوءنا الداخلي، كلما عشنا حياة متنورة أكثر.
هاذين التشبيهين، الأنبوب و السماء المشمسة يعطيان فكرة عن تقدم عملية التطهر و الانفتاح مع الوقت مع استمرارنا بممارساتنا الروحية التي نديرها شخصياً. أحياناً، قد نشعر أن التطهر و الانفتاح سميكة و موحلة، تماماً مثل الأنبوب الذي نغسله بالماء. في أوقات أخرى نشعر أننا خفيفين و كلنا ضوء، مثل يوم مشمس، إن بعض الغيوم قد تمر أمام نظرنا لكن سرعان ما تذهب. هناك عدة مستويات من التجارب في عملية التطهر و الانفتاح ككل وفق تقدمنا على طريق التنور. انه مثل رحلة طويلة في السيارة مع الكثير من المشاهد العابرة. بعض المشاهد جميلة و بعضها ليس جميل. مهما كانت المشاهد، نستمر بالقيادة، ممنوع الإسراع جداً عندما نمر بالعقبات التي لا مفر منها. كما أننا لا نوقف القيادة للتمتع بالتجارب الروحية الغريبة. أنها أيضاً جزء من المشاهد العابرة. علينا بالمضي. نستمتع بالرحلة ولكننا نستمر نحو الهدف أي الصمت الداخلي المترسخ، غبطة النشوة، تدفق الحب الإلهي و التوحيد.
الآن سنلقي نظرة اقرب على فن تطوير روتين ممارسات يتم إدارته شخصياً يتناسب مع حاجاتنا الشخصية. مع معلومات عملية جيدة عن الممارسات الفعالة و كيفية استعمالها وتزايد تجربتنا المباشرة، من يكون مؤهل لينصحنا أكثر من أنفسنا؟

الفصل 3- الممارسات التي يتم إدارتها شخصياً

لقد راجعنا الهيكلية العامة للممارسات المندمجة في *أجزاء اليوغا الثمانية* وشرحنا تفاصيل كل ممارسات و كيف أنها متصلة بمقدراتنا الكامنة للتحول الروحي الإنساني. كما طورنا فكرة عن رحلة التطهير و الانفتاح التي ستدفعنا نحوها الممارسات الروحية. الخطوة التالية هي وضع كل هذه الأمور معاً و بناء روتين ممارسة يومية على المدى البعيد يناسب طبيعتنا و ظروفنا الخاصة. حان الوقت أن نكون مسؤولين و استعمال كل هذه المعلومات. نسمي هذا *الممارسة الروحية التي يتم إدارتها شخصياً* .

كما سنرى، هناك عدة أجزاء للممارسة التي يتم إدارتها شخصياً- ممارسات الجلوس اليومية التي نقوم بها وممارسات أخرى اقل منهجية قد نختار القيام بها أثناء أعمالنا العادية اليومية. الهدف هو إيجاد توازن يحي حياتنا بشكل صحي من دون يحصل ثقل علينا بسبب المبالغة في الممارسة الروحية. إن الحياة الروحية هي حياة سعيدة بلا قيود قوانين وقواعد غير ضرورية. من دون شك أن بعض الانضباط ضروري للمحافظة على روتين ممارسة يومية. لكن هذا يتم تشجيعه فقط من اجل أغناء حياتنا الآن – هنا ، وليس لوضع أعباء غير ضرورية من اجل تنور في المستقبل قد لا نجده أبداً. إذا كان هناك شيء اسمه تنور، سنجده بشكل متزايد تدريجياً كل يوم مع استمرارنا برحلتنا للممارسة الروحية التي نديرها شخصياً. سنجده في مهنتنا، عائلتنا وعلاقاتنا وفي كيفية انخراطنا في العالم بأشكال داعمة و فرحة أكثر.

بناء روتين يومي (رسم بياني للممارسات)

كيف نبني روتين يومي من الممارسات اليومية؟ هناك عدة أماكن نستطيع البدء منها. من دون شك، كثيرون من يقرئون الآن هذا الكتاب قد بدئوا. نستطيع البدء في أي مكان من *أجزاء اليوغا الثمانية* . في أيامنا، الوضعيات اليوغية (اساناز) شائعة جداً. هناك ملايين بدئوا طريق الممارسات الروحية عبر الوضعيات الجسدية. ربما هذا النوع من اليوغا يتم ممارسته من اجل الحصول على القليل من الاسترخاء، السلام أو اللياقة الجسدية. مع ذلك، إن الوضعيات الجسدية مدخل إلى الممارسات الروحية، كما يعلم كل من مارسها لمدة سنوات. ربما الممارسات الروحية بدأت على شكل صلاة وعبادة في ديننا. هذا تعبير عن رغبتنا القلبية "بمعرفة الله". إن رفع رغبتنا إلى مستوى الإخلاص إلى مثالنا الأعلى المختار هو أمر أساسي في الطريق الروحي. كل نبدأ من هنا بشكل أو آخر. إن طريق من دون رغبة ليس طريق أبدا. إن رغبة إدراك مقدرتنا الأعلى لا داعي أن تكون ضمن إطار ديني، ولكن لا باس إذا كانت كذلك. إن تقنيات اليوغا لا تفرق. التحول الروحي للإنسان قد يحصل ضمن إطار ديني أو من دون إطار ديني. كلنا مارسنا شيء ما روحياً. إن مجرد قراءة هذا الكتاب دليل أننا نفكر بالقيام بالمزيد. ولكن ماذا؟ في منهج الممارسات اليوغية المتقدمة، نهدف إلى الفعالية، أفضل تحسين ما بين الأسباب و النتائج في الممارسة الروحية. هكذا نُبقي وسائل السيطرة في يد الممارس، أي في المكان الصحيح. عندما يكون الممارس (أنت) متحكم، إن روتين الممارسة يتم بناؤه خطوة خطوة و إدارته بشكل يؤمن أقصى تقدم براحة و أمان. لا احد يستطيع أن يقود سيارتنا على الطريق السريع غير نحن، يجب أن نقوم بهذا بأنفسنا. نحن نقوم برحلة طويلة، ماراتون و ليس ركض سريع، ونسافر خطوة خطوة.

الروتين الأساسي من الممارسات

في منهج *الممارسات اليوغية المتقدمة* نبدأ بالتأمل العميق. إذاً، أينما بدأنا في ممارساتنا في الماضي، إذا اخترنا استعمال منهج الممارسات اليوغية المتقدمة، نقترح البدء بالتأمل العميق. عندما نترسخ بجلستين يومياً من التأمل العميق، نضيف ممارسات أخرى وفق ترتيب و توقيت يناسب ميولنا الشخصية وتجاربنا. إن الترتيب العام للتعلم (ليس بالضرورة ترتيب ممارستنا) يبدو علة الشكل التالي:

. تأمل عميق

. براناياما التنفس السنسلي

.اساناز (وضعيات جسدية)

. مودرا و باندا

. ساماياما.

لا نقوم بهذا في أسبوع أو عدة أشهر وليس في سنة أو عدة سنوات. الأمر يتطلب أشهر على الأقل لاستيعاب كل أجزاء الممارسة المذكورة. ضمن كل جزء هناك عدة عوامل من الممارسة نستطيع تطبيقها مع الوقت، إذاً اللائحة مبسطة ولكنها تعطي فكرة.

التأمل العميق و ساماياما ينميان الصمت الداخلي. براناياما التنفس السنسلي، اساناز، مودرا و باندا تنميان ناحية الطاقة في نوروبيلوجيتنا، مما يؤدي إلى حركة النشوة. معاً، الصمت الداخلي و حركة النشوة يشكلان أساس التنور. انه اتحاد أو *زواج* هاذين الاثنين يعطي وعد اليوغا الذي هو الاتحاد، أو *التوحيد*- تحقق *الثبات في العمل* في حياتنا اليومية. إن الممارسات المذكورة أعلاه تتضمن جلستين مرتين يومياً. كما أن أعمالنا اليومية العادية تشكل جزء من ممارستنا أيضاً لأنها تسمح لنا بدمج ما تعلمناه في *ممارسات الجلوس*.

إن تنمية الصمت الداخلي و حركة النشوة أثناء الممارسات أمر، وتثبيت هذه الصفات في حياتنا اليومية المزدحمة أمر آخر. إذاً، إن المحافظة على حياة يومية عادية نشيطة أمر مهم جداً.

بالإضافة إلى القيام بالممارسات اليومية و الانخراط النشيط، هناك طرق و تقنيات إضافية نستطيع القيام بها في حياتنا لتحفيز تقدمنا. سنجدها*كميول عفوية* تظهر فينا مع تنميتنا للصمت الداخلي المترسخ وإشعاع طبيعي في حياتنا. إنها *ياما و نياما* في الأجزاء الثمانية و تتضمن:

.تخفيف الأعمال المؤذية

.تزايد الصدق في كل أعمالنا

.المحافظة و تنمية الطاقة الجنسية

.حمية اخف و أكثر تغذية

. القيام بتنظيف جسدي داخلي

. دارسة الكتب الروحية و البحث عن الذات

. رغبة قوية نحو الله / الحقيقة

. ميل اكبر لخدمة الآخرين

. المزيد من رباطة الجأش و الاكتفاء في الحياة

هذا لا يعني أن كل هذه الأمور سنختبرها كلها معاً. من خلال خياراتنا، هذه الأشياء ستصبح جزء من حياتنا مع توسع وعينا. سنجدها تتسلل إلى حياتنا عفوياً أثناء أعمالنا ، أي الفترة ما بين جلستي الممارسات اليومية. كما أن خياراتنا ستتأثر بتحفيزات كبيرة في *رؤيتنا*.

عبر نصوص *الممارسات اليوغية المتقدمة*، أعطينا تعليمات إضافية و وسائل. أن التقنيات المقترحة تحافظ و تنمي الطاقة الجنسية (أداوت التانترا التي تناسب أي أسلوب حياة- غيرية، مثلي، وحيد/استمناء، أو ناسك) ، مبادئ الحمية (من ضمنها ايورفيدا) ، شاتكارما (تقنيات تنظيف داخلي)، امارولي (علاج البول)، مبادئ ونصائح عملية للبحث عن الذات، تقنيات البهاكتي (استعمال الرغبة و الإخلاص) ، ومبادئ الكارما يوغا (العمل من اجل خدمة مثالنا الأعلى). إذاً هناك عدة أمور تتأثر في حياتنا عند قيامنا بممارساتنا الروحية. ما هو المردود؟ سلام و سعادة! نحن لا نقوم بأي شيء. بمجرد أن رغبتنا و إخلاصنا يدفعوننا إلى القيام بالتأمل العميق بضعة دقائق في الصباح و المساء، الباقي يحصل أوتوماتيكياً. عندما يظهر الثبات ويتحرك في داخلنا، كل شي سيتحرك ونقوم بما نميل إلى القيام به. كل المصادر متوفرة لنا لنستفيد منها كما نرى يناسبنا. هكذا تعمل الممارسات الروحية التي يتم إدارتها بشكل ذاتي.

جدول الممارسات

في رواية *أسرار وايلدر*، تعطي دول ممارسة سهل جداً يشمل ممارسات الجلوس في الممارسات اليوغية المتقدمة وعلاقتها ببعضها في روتين الممارسة. لقد حدثنا الجدول و وسعناه لنذكره هنا. في الكثير من الحالات، هذا الجدول المحدث يعطي الاسم السانسكريتي للممارسات ويذكر ممارسات إضافية، منها يتم عن قصد و منها يتم بشكل أوتوماتيكي. كما نذكر كيفية المحافظة على التوازن ضمن هذا المنهج الذي يتم إدارته بشكل ذاتي. بمعنى آخر، إن منهج الممارسات اليوغية المتقدمة و جدول الممارسة يتعرف أن حجم واحد لا يناسب الجميع. نستطيع استعمال الجدول من اجل التخطيط و متابعة تنامي روتين ممارساتنا اليومية وفق مستوى تجربتنا الشخصية و ميولنا للقيام بخطوات لاحقة بشكل منهجي.

جدول الممارسات اليوغية المتقدمة

ترتيب الممارسات الاساسية< *	برانایاما التنفس السنسلي			تنمية الطاقة			التأمل العميق			ساماياما الاساسية			تنمية الطاقة			ساماياما الكونية		
ترتيب التعلم<	ثانيا			ثالثا			اولا			رابعا			خامسا			سادسا		
مستوى< **	أ	و	م	أ	و	م	أ	و	م	أ	و	م	أ	و	م	أ	و	م
ممارسات تنمي الطاقة																		
مولابندا		ق	ق						غ			غ						غ
سامبافي مودر	ق	ق	ق						غ			غ						غ
سيدهاسانا		ق	ق					غ	غ		غ	غ						

اوديانا أو نولي		ق	ق						غ			غ						غ
كيشاري مودرا		ق	ق						غ			غ						غ
باستريكا السنسلية					ق	ق												
يوني مودرا					ق										ق			
نفخ الذقن						ق												
مودرا كل الجسد			غ			غ			غ			غ			غ			غ
مدة الممارسات* **																		
عادي	5-10دقيقة			2-5دقيقة			10-20دقيقة			5-10دقيقة			2-5دقيقة			5دقيقة		
قوي	أكثر من 10 دقائق			أكثر من 5 دقائق			أكثر من 20 دقائق			أكثر من 10 دقائق			أكثر من 5 دقائق			أكثر من 5 دقائق		

ملاحظات

* كل ممارسة أساسية يسبقها اساناز (وضعيات جسدية) من ثم راحة

** مستويات: أ= أساس ، و= وسط، م= متقدم

*** مدة الممارسات هي مرتين يومياً. إن الخلوات المنهجية قد تتضمن دورات ممارسة أكثر في اليوم الواحد

ممارسة عن قصد: "ق"

ممارسة عن غير قصد / أوتوماتيكية: "غ"

إن الجدول ليس معقد كما يبدو. في أول صف نذكر الممارسات الأساسية وترتيبها في كل جلسة، بدأ من اليسار إلى اليمين. في الصف الثاني نذكر ترتيب تعلمها، التأمل العميق أولاً، براناياما التنفس السنسلي ثانياً، الخ....من الناحية اليسار للجدول، نذكر الممارسات المتعلقة بالطاقة. في الأسفل، ترى *يوني مودرا* و *نفخ الذقن* في الخط العرض. إن هاتين الممارستين متعددة الوجوه وقد تتضمن معظم ممارسات الطاقة المذكورة أعلاها وفق درجة تطبيقنا لها.

إن *مودرا كل الجسد* في الخط العريض أيضاً ، ليست ممارسة بل هي نتيجة للممارسات. لقد ذكرناها لأنها يوغا أوتوماتيكية مهمة مع تقدم ممارساتنا ككل وظهور حركة النشوة في النوروبيولوجيا كظاهرة تتغذى ذاتياً. إن الشبكة في وسط الجدول تظهر مستوى أساس، وسط، و متقدم لكل واحدة من الممارسات الأساسية وتظهر أي ممارسات متعلقة بالطاقة قد تحصل مع تقدم الممارس مع الوقت. كما نذكر في الشبكة ممارسات "ق" أي عن قصد، أو "غ" أي من دون قصد. إن *الممارسات عن قصد* هي التي نختار القيام بها وفق التعليمات المذكورة في نصوص الممارسات اليوغية المتقدمة. *الممارسات الأوتوماتيكية/ الغير مقصودة* هي التي قد نختبرها عفوياً أثناء روتين ممارستنا أو في أوقات أخرى في النهار. نفضل الممارسات المقصودة على الممارسات الغير مقصودة لأسباب التثبيت الذاتي كما نشرح في القسم التالي من هذا الفصل. في أسفل هذا الجدول، نذكر مدة الممارسات، *عادي أو قوي*. إن مدة الممارسات القوية قد تؤدي إلى تطهير و انفتاح مفرط في الجهاز العصبي بالتالي إلى انزعاج. إن الإفراط قد يحصل حتى مدة الممارسة العادية عند الأشخاص الحساسين على الممارسات. يجب أن نعود دائماً إلى تجربتنا الشخصية و تخفيف الممارسات للحصول على أقصى تقدم براحة. إن مدة الممارسات المذكورة في الجدول هي مجرد اقتراح ، نعدلها وفق مقدرة كل شخص و حاجته. إن جدول الممارسة لا يمثل أي شيء مطلق عن روتين ممارستنا. انه أداة بصرية تساعدنا في بناء روتين ممارسة يفيدنا.

إيجاد تعليمات مفصلة للممارسات

من الواضح، ليس من الممكن ضم كل التعليمات المنفصلة عن كل الممارسات المذكورة في هذا الكتاب الصغير. هنا، نذكر العوامل الأساسية للممارسة الفعالة و نقترح كيف يمكن هيكلتها بشكل روتين مندمج وفعال على المدى البعيد. إن كتب الممارسات اليوغية المتقدمة تقدم هذه التفاصيل، بالتالي إن الممارسة الجدي يستطيع الاطلاع عليها. الدروس التي تقدم تعليمات مفصلة عن الممارسات المذكورة في الجدول نجدها في كتاب *الممارسات اليوغية المتقدمة دروس سهلة للعيش بنشوة*. هذا الكتاب يتضمن *فهرس المواضيع* في قسمه الأخير. كما يمكنك الاطلاع على *فهرس المواضيع* في موقع الانترنت للممارسات اليوغية المتقدمة.

إن الكتب في *سلسلة الممارسات اليوغية المتقدمة* تؤمن تعليمات واضحة و مختصرة عن الممارسات الأساسية كما تظهر عناوين الكتب و مضمونها الموجود في *صفحة الكتب* على موقع الانترنت للممارسات اليوغية المتقدمة. كما أن رواية *أسرار وايلدر* تقع أحداثها في أيامنا وتشرح اكتشاف وتطبيق الممارسات، مما يؤمن للقراء فرصة السفر بطريقة غير مباشرة على طريق الممارسات و التحول الروحي للإنسان.

للمزيد من القراءات والدعم عن كل الممارسات، راجع الصفحة الأخيرة من هذا الكتاب.

بناء روتين ممارستنا- التسلسل والتوقيت

لقد قدمنا منهج وشرح عدة ممارسات قوية عبر *نصوص الممارسات اليوغية المتقدمة*. كما قدمنا أسباب قوية لتطبيق ممارسات يومية مندمجة (إن المجموع دائماً أقوى من الأجزاء) واقترحنا تسلسل خطوة خطوة لتحقيق ذلك. ولكن، مع كل هذه المعلومات، إن الأمر يعتمد على أمر واحد. كل واحد منا يجب أن يجد أفضل تطبيق شخصي يناسبه في الممارسات اليومية وفق ميوله و أسلوب حياته. لهذا السبب نتكلم عن *الممارسة الروحية التي يتم إدارتها شخصياً*. من يستطيع أن يعلم أكثر منا ما يناسبنا؟ سنكتشف مع قيامنا بكل خطوة في تطبيق كل ما تعلمناه، كما سنقوم بالتعديلات وفق الحاجة أثناء الطريق. إذا اتبعنا منهج الممارسات اليوغية المتقدمة، سنقوم بعدة خيارات. إذا مزجنا الممارسات اليوغية المتقدمة مع ممارسات كنا نقوم بها من قبل، أو نخطط للقيام بها في المستقبل، سنبدأ ببحث معقد أكثر و يتضمن المزيد من الخيارات. من الواضح أن الخيار الثاني ليس للمبتدئين و لا حتى للمخضرمين. لنفترض أن اليوم بدأنا من الصفر. عندنا بعض البهاكتي (رغبة روحية) فبدأنا التأمل العميق يومياً.

ما التالي؟

عندما ننظر إلى جدول الممارسة، قد نشعر برغبة في القفز مباشرة إلى براناياما التنفس السنسلي وربما إضافة ممارسات أخرى تنمي الطاقة. هذا ليس أمر جيد. إن الخطوة الثانية من بعد البدء بالتأمل العميق هي تثبيت روتين ممارستنا مرتين يومياً قبل إضافة أي ممارسة أخرى. هذا هي القاعدة قبل إضافة أي ممارسة جديدة- التثبيت لفترة من الزمن.

إلى متى؟

الفترة الزمنية الضرورية لتثبيت أي ممارسة يختلف وفق طريقة التطهير والانفتاح التي تحصل بشكل مختلف عند كل شخص. إذا علينا قياسها وفق تجربتنا. سنعرف حالتنا من خلال كيفية شعورنا أثناء

أعمالنا اليومية. أن النتائج في أعمالنا اليومية هي مقياس ممارستنا وليس ما نختبره أثناء الممارسات. إن التجارب أثناء الممارسات قد تكون أي شيء وهي معظم الأوقات علامات للتطهير و الانفتاح. هذا قد يدهش الأشخاص الذين يمارسون اليوغا فقط من اجل التجارب البراقة. إن الممارسات قد تؤدي إلى الكثير من التجارب البراقة ولكن من الحكمة إن نعتبرها *مشاهد* على طريق التنور. إذا تعلقنا بشكل مبالغ به بالتجارب، قد نبتعد عن ممارساتنا التي هي فقط مصدر تقدمنا. إن التجارب لا تؤدي إلى التنور. فقط الممارسات تؤدي إلى التنور. انه خطأ شائع جداً، تماماً مثل إضافة الكثير من الممارسات في وقت واحد. مع الوقت، ننمي نضوج في التفكير في كل إمكانياتنا وكيفية السير في تفتيحها. خطوة خطوة. لا نستطيع القيام بكل شيء في يوم واحد، في شهر أو في سنة. إذا قمنا بذلك ، من المؤكد سنتعثر. لا باس بذلك، طالما أننا نعلم كيفية القيام بالتعديلات الضرورية من ثم متابعة طريقنا. سنشرح ذلك أكثر في الفقرة التالية عن التثبيت الذاتي. إذا لنفترض أننا كنا نقوم بالتأمل العميق بانتظام منذ بضعة أشهر و الأمور تسير بشكل جيد. وبدأنا نلاحظ بعض الصمت الداخلي في أعمالنا اليومية. ماذا الآن؟

حان وقت التفكير بإضافة براناياما التنفس السنسلي الذي سيحيي تأملنا العميق ويزيد صفة ديناميكية للثبات الذي ننميه في أعماقنا. إن الذين لا يميلون إلى إضافة التنفس السنسلي، أن الخطوة البديلة (ليست مذكورة في جدول الممارسات) هي إضافة سامياما الأساسية بدل من التنفس السنسلي أو أي ممارسة أخرى تنمي الطاقة. إن الأمر يعتمد على طبيعتنا الفردية و ميلنا. أن الذين يقومون بالتأمل العميق، براناياما التنفس السنسلي و ممارسات إضافية، من ثم وصلوا إلى باستريكا السنسلة، يستطيعون القيام بباستريكا السنسلة أما من بعد التنفس السنسلي (كما نذكر في جدول الممارسات) ، أو قبل التنفس السنسلي. إن هذين الموقعين فعالين بشكل معادل، انه فقط تفضيل شخصي. إن الممارسات اليوغية المتقدمة ليست منقوشة في الحجر. نحن ننمي الصمت الداخلي و حركة النشوة. إن التأمل العميق و براناياما التنفس السنسلي يقومان بذلك. التأمل العميق و سامياما أيضاً يقومان بذلك، على افتراض أن جهازنا العصبي أصبح مستعد بشكل كافي لدعم حركة النشوة. إن أفضل طريقة لتنمية الصمت الداخلي و حركة النشوة هي بناء مزيج متوازن من تقنيات الفكر، التنفس و الجسد. كما شرحنا سابقا، هناك أشياء إضافية نستطيع تنميتها خارج أوقات ممارسات الجلوس- تانترا، البحث عن الذات، خدمة الآخرين الخ....

في حين أننا نريد جميعا خريطة واضحة لروتين ممارساتنا، إن الأمر يعتمد جدا على ميولنا. نحن هنا قدمنا خريطة تجريبية قد تناسب الكثيرين من الممارسين الجديين. أنها خارطة سلسة ونستطيع تعديلها بطرق كثيرة لتناسب طريقة كل شخص في التطهير و الانفتاح. يجب أن نذّكر أن لا حدود لليونة منهج الممارسات اليوغية المتقدمة (أو أي منهج). إذا بدأنا بالتأمل العميق، من ثم أضفنا عدة ممارسات من مناهج مختلفة، متوقعين أن نجد طريقا مختصرا للتنور، لا يكون عندنا حظ كبير في المحافظة على تقدم ثابت. في الواقع، إن هذا الأسلوب يؤدي إلى انزعاج و ضياع، من دون أي تقدم. إذاً، في حين أن منهج الممارسات اليوغية المتقدمة سلس، لكنه ليس شيك على بياض من احل القيام بأي شيء و كل شيء. كذلك، إذا تم تطبيق منهج الممارسات اليوغية المتقدمة بليونة محدودة، مع تجاهل نتائج الممارسات في الأعمال اليومية، عندها تحصل صعوبات. *ليونة* تعني تطبيق جيد للمنطق السليم عند إضافة ممارسات بشكل تقدمي و مريح.

التثبيت الذاتي

مع روتين ممارسة مرتين يومياً، نضع أنفسنا على طريق التنور. انه أمر سريع لذا من الضروري أن ننمي موهبة في تعديل الممارسات التي نقوم بها كل يوم، نقيس الفترة والعدد وفق كل ممارسة. نعدل فترة الممارسة وفق الحاجة للمحافظة على تقدم سلس و دائم لتجنب الانزعاج المفرط الناتج عن الكثير من العقبات التي يجب إطلاقها في نفس الوقت في جهازنا العصبي.

إن هذا التعديل للممارسات اسمه *التثبيت الذاتي*، انه ممارسة أيضاً- واحدة من أهم الممارسات في ترسانة الممارسات اليوغية المتقدمة. من دون التثبيت الذاتي، لن نتقدم كثيرا على طريق التنور.

معلومات عملية عن التثبيت الذاتي

ناحية أساسية من الممارسات هي التعامل الحذر مع التجارب، سواء كانت غير روحانية، دراماتيكية أو قصوى. انه طريق من التمتع، من حقنا أن نستمتع *بالمشاهد* التي نصادفها في طريقنا نحو التنور. ولكن، هذه المشاهد لن تجعلنا نتقدم على طريقنا. فقط الممارسات ستجعلنا نتقدم. إذاً، من بعد إعجابنا بالمشاهد العابرة، مهما كانت جميلة أو تلفت الانتباه، نعود بسهولة إلى الممارسة التي نقوم بها. إذا ظهرت تجارب روحية أثناء أعمالنا اليومية، من المؤكد ذلك، نستطيع الاستمرار بالتمتع بالتجارب أو العودة إلى العمل الذي نفعله. إذا أصبحت التجارب مبالغ بها أو مزعجة ، سواء أثناء الممارسة أو من بعدها أي أثناء أعمالنا اليومية، يجب أن نخفف ممارستنا لنعود إلى التوازن. على سبيل المثال، إذا التأمل العميق حملنا بعيدا وأصبحنا نتأمل لفترة أطول من المفترض، من الممكن أن نشعر بالصداع أو التوتر أثناء أعمالنا اليومية. هذا يحصل أيضاً إذا نهضنا مباشرة من بعد الممارسات من دون اخذ وقتا كافي من الراحة عند الانتهاء من جلستنا. هناك علاقة سبب و نتيجة مباشرة ما بين ممارساتنا و تجاربنا في الحياة اليومية. إذا كنا منزعجين، عندها يجب تخفيف الممارسات والحصول على فترة راحة كافية عند انتهاء الجلسة لإعادة التوازن. إذا كنا نمارس بكمية طبيعية و حصل معنا بعض الاختلال، عندها التخفيف قد يكون لفترة مؤقتة. عندما تنتهي علامات الانزعاج، نستطيع العودة للمستوى الطبيعي لممارساتنا. ولمن إذا بالغنا في الإفراط، وعانينا من العواقب، عندها علينا تعديل فترة ممارستنا (المنطق السليم) لنتمكن من أن نعيش حياة طبيعية، مع دمج عفوياً منافع ممارساتنا في أعمالنا اليومية. مما يؤدي إلى أفضل النتائج لنا على المدى البعيد. دائماً عندنا خيار. إن الحياة الروحية لا يجب أن تخطفنا من الحياة العادية. إذا قامت بذلك، عندها نكون قد أفرطنا في الممارسة، أما مؤخراً أو في وقت ما في الماضي. نستطيع تنمية الحياة الروحية للشعور بالاكتفاء في أعمالنا في حياتنا اليومية مهام كانت. نحن أحرار في عيش ظهور تجاربنا الروحية بشكل يتناسب مع حاجاتنا. أنها حياتنا، رحلتنا و تنورنا. يجب أن نكون *ذاتنا*.

اليوغا الأوتوماتيكية – الحركات الجسدية

إن تقنيات اليوغا أتت عبر القرون من المقدرات الطبيعية للتفتح الروحي الموجودة في الجهاز العصبي لكل إنسان. إن اليوغا لا تحدد هذه المقدرات الكامنة. إنها تحفز تطبيق هذه المقدرات. عندما نبدأ في طريق الممارسة اليومية، ليس من الغريب إن نشعر عدة تعابير لمقدراتنا الداخلية في التطهير و الانفتاح. إننا نحفز النوروبيولوجيا الروحية، لذا من الطبيعي أن يظهر جواب ما. في النهاية، إن الجواب سيكون متنوع لأن تواصل اليوغا موجود في كل عضو، عصب و خلية في جسدنا. مع التحفيز المنهجي

عبر الممارسات اليومية، إن الروابط ستستيقظ وسيكون هناك حركة. إن الحركة قد تأتي على شكل تزايد اهتمامنا في كل ما هو روحي- رغبة في الدراسة الروحية و القيام بالمزيد لتحفيز تقدمنا على الطريق الروحي. كما قد تأتي على شكل تدفق داخلي لحركة النشوة، أو علامات طاقة أخرى. التحرك قد يكون جذرياً أحياناً، على شكل حركات ووضعيات جسدية تحصل أوتوماتيكياً أثناء روتيننا المعتاد للممارسات و أحياناً خارج أوقات الممارسات. هذه الظواهر الجسدية لترابط اليوغا في داخلنا اسمها *اليوغا الأوتوماتيكية*.

بعض علامات اليوغا الأوتوماتيكية قد تتضمن تنفس سريع (باسرتيكا) أو تباطؤ أو توقف التنفس (كومباكا)، الرأس إلى الوراء، الأمام أو دوران (أشكال من جالاندهارا)، الصدر إلى الأمام و نزولاً أثناء ممارسات الجلوس (يوغا مودرا)، مودرا أخرى أو باندا، اهتزازات للجسد، حركة سريعة في الأرجل و/أو الأذرع، أصوات مختلفة، وأشياء أخرى كثيرة. أو قد لا يحصل أي شيء بتاتاً. فقط تدريجياً المزيد من الصمت الداخلي، الطاقة والسعادة في الحياة اليومية. إن الذين اختبروا اليوغا الأوتوماتيكية ليسوا بالضرورة أكثر تقدماً أو موهبة من الذين لم يختبروها. اليوغا الأوتوماتيكية هي جزء من عملية التطهير و الانفتاح الداخلي كنتيجة للممارسات اليوغية لا أكثر. بالنسبة للبعض، العلامات تكون أكثر من الآخرين. إن الذين لا يهتزوا في كل مكان ، يكونوا يتطهرون و ينفتحون داخلياً بأشكال تتناسب مع الشبكة الفردية لعقباتهم في جهازهم العصبي. البعض يتطهر عبر الدراسة الروحية، أو عبر الإخلاص المتزايد و أحاسيس أخرى تجاه الإله الداخلي، البعض يتطهر عبر الحركات الجسدية. مهما كانت العلامات، الجميع يتطهر وينفتح عبر التطبيق المنهجي للممارسات اليوغية اليومية. إذا الحركات الجسدية أو علامات أخرى تحصل أثناء ممارساتنا ، أو خارجها، ماذا نفعل؟ أثناء الممارسات، نفعل تماماً مثلما نفعل عند ظهور أي فكرة، رؤيا أو إحساس. عندما نلاحظ أن انتباهنا تشتت، نعود إلى تقنية الممارسة التي نقوم بها. إذا كنا نقوم بالتأمل العميق، نعود إلى المانترا. إذا كنا نقوم ببراناياما التنفس السنسلي ، نعود إلى تتبع التنفس ما بين الجذر و النقطة ما بين الحاجبين. إذا كنا نقوم بالاساناز، نعود إلى الوضعية التي كنا نقوم بها.

في حال أصبحت اليوغا الأوتوماتيكية ساحقة، نستطيع اختصار ممارستنا بضعة دقائق وترك انتباهنا يراقب بسهولة هذه الأحاسيس التي نشعر بها. عادة هذا يهدأ الطاقة. عندها نستطيع العودة إلى تنقية ممارستنا. إذا استمرت العلامات الجسدية قوية، نستطيع الاستلقاء و نرتاح لفترة. كل التطهير يمر، وكل علامات تحركات الطاقة تخف مع الوقت، عندما يصبح جهازنا العصبي تدريجياً قناة اطهر للطاقات الداخلية الشاسعة التي نوقظها مع الممارسات اليوغية. في حين أن اليوغا الأوتوماتيكية أثناء الأعمال اليومية العادية ليست شائعة جداً، لكنها قد تحصل أحياناً. في هذه الحالة، الأمر مثل أي تجارب روحية أخرى قد تحصل معنا. نترك التجارب تحصل مع مراقبتها من دون مشاركة مفرطة فيها أو حكم، أو نستطيع الاستمرار بأعمالنا اليومية. مع الوقت كل هذه العلامات ستخف وتصبح معادلة للتدفق الإلهي في حياتنا. نحن دائماً نملك الخيار. اليوغا الأوتوماتيكية تطغى علينا فقط في حال سمحنا لها بذلك. في بعض مناهج الممارسة، هناك أوقات حيث اليوغا الأوتوماتيكية على شكل الحركات الجسدية مسموحة أن تحصل كجزء من الممارسة. في منهج الممارسات اليوغية المتقدمة ، هذا يحصل أثناء سامياما، أثناء *سوترا* الخفة ، واقل أثناء ممارسات الجلوس، حيث لا نتصارع مع التمايل و لا مع الحركات العفوية التي تحصل أحيانا أثناء ممارساتنا. هذا لا يعني أننا نبتعد عن ممارستنا ونركز كل انتباهنا على اليوغا الأوتوماتيكية. هذا يؤخر تقدمنا. من الجيد أن نتذكر أن اليوغا الأوتوماتيكية لا تدرك مقدرتنا على تحمل التطهير و الانفتاح في فترة واحدة معينة. إن اليوغا الأوتوماتيكية تقوم بكل شيء في نفس الوقت. مما يشعرنا بانزعاج كبير بالتالي لا نستطيع الاستمرار. في اليوغا من الأفضل دائماً أن نستعمل المنطق السليم. إذا دائماً نفضل روتين ممارساتنا المنهجية و نتجنب المبالغة، عندها يحصل تقدم جيد من دون أن

نضطر إلى التوقف عن الممارسة. هكذا تستمر عملية تطهرنا و انفتاحنا الداخلي بالتقدم. دائماً نفضل بسهولة تقنية الممارسة على التجارب. في حال حصلت بعض العواصف، الانحناءات و الهزات، هذا يكون طبيعي. كذلك عدم حصولها أمر طبيعي أيضاً. كل هذا جزء من تفتحنا الداخلي.

مخاطر الإجبار في الممارسات

في الحياة كلنا عندنا ميل "المبالغة" في وقت ما، الاجتهاد للوصول إلى هدفنا . في الكثير من الميادين، هذا يعتبر أمر جيد- السباق للوصول إلى الهدف النهائي. هذا ما يصنع الأبطال.

ولكن ليس في اليوغا ، حيث البطل هو الذي يتخلى عن المبالغة في الممارسات ويترك العملية الطبيعية للتطهير والانفتاح إن تحصل. إن الإجبار في الممارسات اليوغية يؤدي إلى إفراط في علامات التطهير و الانفتاح بالتالي إلى إنزعاجات كبيرة. إذا كان الإجبار متشدد، خصوصاً عند التسرع في إضافة ممارسات، عندها الانزعاج يكون قوي جداً، لدرجة أننا نضطر إلى إيقاف كل ممارساتنا.

إن علامات المبالغة في الممارسة سببها التطهير المفرط الحاصل في الجهاز العصبي بسبب اليقظة المبكرة *للكونداليني*. العلامات قد تكون نفسية، عاطفية، جسدية أو مزيج من كل هذه الأمور.
الكونداليني، مصدر النشوة العظيمة في داخلنا، قد تؤدي أيضا إلى انزعاج كبير إذا مارسنا بإهمال. إن موضوع الكونداليني، علامات الإفراط و العلاجات المتصلة بها، موضوع كبير و معقد نشرحه بشكل كامل في *نصوص الممارسات اليوغية المتقدمة*. إذا تم تطبيق الممارسات اليوغية بتسلسل منطقي مع التثبيت الذاتي الحذر ،نستطيع أن نتجنب الإفراط و العذاب المتصلان باليقظة المبكرة للكونداليني .

المساعدة في التعامل مع الإفراط عند حصوله متوفرة في *حلقات النقاش على موقع الممارسات اليوغية المتقدمة* في اللغة الانكليزية. الكثير من الحالات المذكورة هناك ناتجة عن المبالغات النابعة من مناهج ممارسات روحية أخرى حيث لا يذكر و لا يطبق المبدأ المهم للتثبيت الذاتي. إن الذين نموا براعة في استعمال منهج الممارسات اليوغية المتقدمة، إن هذه المبالغات كانت قليلة.

عندما تصبح علامات اختلال توازن الطاقة الداخلية كثيرة، عندها تدابير محددة تصبح ضرورية للشفاء قبل التمكن من الاستمرار في الرحلة الروحية. إذا بالغنا في الممارسات سيتأخر تقدمنا الروحي بالإضافة إلى الإنزعاجات الكثيرة. في حين أننا نتعالج من المبالغة في الممارسة، الوقت يمر. أحياناً، المبالغة و الإجبار في الممارسات لا يؤدي بسرعة إلى علامات إزعاج. إن الإزعاج يأتي متأخرا وقد يكون شديداً. هذا صحيح خصوصاً في البرانایاما و تقنيات إيقاف التنفس (كومباكا). في الواقع، في بداية المبالغة قد نشعر بعلامات لذة، مما يدفع الممارسة إلى زيادة أيضا ممارساته نحو مبالغة اكبر. وعندها تقع المصيبة! لذا من المهم جداً أن نضع روتين ممارسات ثابت نستطيع الاستمرار به على المدى البعيد، فنضيف ممارسات بخطوات صغيرة كل مرة عندما نتأكد أننا جاهزين. هذه التدابير المدروسة، هي الأسرع و الأكثر فعالية لتنمية التقدم الروحي. إذا كنا نقود سيارتنا بسرعة على طريق جبلية متعرجة، من الصعب تجنب الهاوية لأننا بالغنا في أسلوبنا للوصول إلى هدفنا. أما إذا كنا حذرين وقدنا السيارة ببراعة في سرعة آمنة، من المؤكد أننا نصل إلى هدفنا بأمان.

أسس للاستقرار

إذا بالغنا بممارساتنا، علينا تخفيف فترة ممارساتنا لحين انتهاء اختلال طاقاتنا الداخلية. إن أعمالنا اليومية تلعب دور مهم هنا. حتى مع روتين جيد من ممارسات الجلوس، إن أعمالنا اليومية مهمة جداً. إن الصمت الداخلي الذي ننميه بالتأمل العميق و يقظة الطاقة الداخلية التي ننميها ببرانايا ما التنفس السنسلي وممارسات أخرى، يجب كلها تثبيتها بأعمال يومية عادية. هذا مهم جدا لنتمكن من دمج هذه الصفات الروحية الداخلية في حياتنا اليومية. من الطبيعي للصمت الداخلي و الطاقات الداخلية أن يبحثا على تعبير خارجي في العالم. مهما كنا نقوم به أثناء النهار ما بين جلستي الممارسات سيصبح جزأ من الطريق. لذا من المهم أن نحافظ على حياة نشيطة وفق ميولنا. عندها صفاتنا الداخلية تصبح مستقرة أكثر في كل ما نقوم به، مما يؤدي إلى سلام، إبداع وطاقة في كل نواحي أعمالنا اليومية.

عندما يكون هناك إفراط في الطاقة الداخلية بسبب المبالغة في الممارسات اليوغية، أو لأسباب أخرى، من الحكمة أن نخفف ممارساتنا مؤقتا و نضيف المزيد من الأعمال التي تساعد في الاستقرار / التثبيت. هذا يعني المزيد من التمارين الجسدية، المزيد من النشاط الاجتماعي، الأعمال المنزلية، العمل في الحديقة، ممارسة تاي شي، حمية غذائية أثقل....أثناء هذه الأوقات، من الحكمة أن نخفف أيضاً الدراسة الروحية وممارسة العبادة التي تنمي أيضاً طاقاتنا الداخلية. كل هذه التدابير مؤقتة، لحين نجد توازنا عند جديد في الحياة اليومية. عندها، نستطيع تدريجياً العودة إلى ممارساتنا كما كانت وتعديل أعمالنا اليومية وفق ما هو ضروري للمحافظة على تقدم على المدى البعيد براحة وأمان.

التثبيت الذاتي و الممارسات الجسدية

إن ما نتكلم عنه هنا هو تطبيق المنطق السليم. التثبيت الذاتي يعمل في الكثير من نواحي حياتنا. أن التطبيق الناجح للممارسات اليوغية لا يختلف عن أي شيء آخر. إذا بالغنا، ندفع الثمن.

ليس من المدهش، التثبيت الذاتي في الممارسات اليوغية ينطبق على كل التقنيات ، سواء كنا نتكلم عن التأمل العميق، تقنيات التنفس أو أي شيء آخر من ضمنها مستوى إخلاصنا (بهاكتي)، كثرة دراستنا الروحية، غذاؤنا، أو التدابير التي نقوم بها لتطهير جسدنا بالطرق الجسدية (شات كارما). أينما كنا نعمل في أجزاء اليوغا الثمانية، يجب أتباع مبادئ التثبيت الذاتي.

في العصور الحديثة، الكثيرون بدئوا باليوغا عبر الوضعيات الجسدية (اساناز). عند التفكير بالاساناز، أو بحركات جسدية أخرى مثل مودرا و باندا، إذا كان هناك تصلب، إصابة أو انزعاج، عندها فقط نقوم بقدر المستطاع. لا نصل إلى درجة الإجهاد و الوجع. فقط قدر المستطاع، ونبقى في الوضعية للفترة المطلوبة. قد لا تكون وضعيتنا مثالية، لا داعي للقلق. نقوم بما نستطيع براحة، من دون إجهاد، لأننا سنتحسن مع الوقت. إذا أصبح التمدد مزعج، نخفف حركتنا لنشعر بالراحة. أما إذا كنا نستطيع التمدد أكثر براحة، عندها نقوم بذلك. هذا ما تكلمنا عنه عدة مرات في نصوص الممارسات اليوغة المتقدمة. الأمر كذلك في كل الممارسات اليوغية- الجسدية، الفكرية ، التنفس الخ...كل الممارسات تؤدي إلى تطهير و انفتاح في جهازنا العصبي وعلينا التعديل وفق ذلك أثناء كل طريقنا نحو التنور. انه مبدأ التثبيت الذاتي. انه فن التقدم في اليوغا- لا إجبار أبداً، دائماً بالحسنى. هكذا، الجسد، الجهاز العصبي، القلب والفكر، كلها تتحرك ببطء ولكن على الأكيد نحو المزيد من الليونة، التطهير و تجارب أعظم في السلام الداخلي والغبطة. إذا كل شيء خطوة خطوة. من السهل أن نتقدم في اليوغا إذا قمنا بالتثبيت الذاتي بنجاح.

الاستمرار بالممارسات رغم جدول أعمال مزدحم

مهما كان منهج الممارسات الروحية التي نتبعها، من المؤكد أننا اكتشفنا أن الممارسة اليومية هي أساس النجاح. أن رحلة التحول الروحي للإنسان تتطلب وقت، كما أن التغيرات الداخلية التي تؤدي إلى التنور تتطلب تنمية يومية. الممارسات الروحية اليومية ضرورية أيضاً عندما يكون عندنا نشاط روحي أي بعض من الديناميكية الداخلية للانفتاح الحاصل بسبب ممارسات في الماضي أو *يقظة عفوية*. إذا اعتمدنا على طاقات تتحرك فينا بعفوية، عندها نميل إلى اختلال التوازن مما يجعلنا رحلتنا نحو غبطة النشوة الغير متناهية و الحب الإلهي مزعجة وأطول من المعتاد.

إذاً، مهما كان منهجنا أو مستوانا، إن الوصول إلى الهدف بشكل أكيد يعتمد على ممارسات روحية يومية. هذا نؤكد عليه في كل نصوص *الممارسات اليوغية المتقدمة*، بدأ من التعليمات الأولى عن التأمل العميق والكثير من التذكير عبر كل النصوص.

احترام عادة الممارسة مرتين يومياً

في التعليمات الأساسية للتأمل العميق و براناياما التنفس السنسلي، نقترح كيفية إدراج ممارساتنا ضمن جدول أعمال مزدحم. أينما كنا، نستطيع غلق عيوننا والتأمل – في القطار، الطيارة، في قاعة الانتظار، في أي مكان. كذلك بالنسبة إلى براناياما التنفس السنسلي. إذا كنا سلسين نستطيع الإبقاء على عادتنا حتى في أصعب الظروف. هذا أمر مهم جداً لأنه يؤمن استمرار ممارساتنا على المدى البعيد، هذا أساس التنور. نحن لا نعيش في عالم مثالي. حتى مع أفضل خطط للممارسة المنتظمة في غرفة تأملنا، كل شيء ينهار عند حصول طارئ في العائلة أو إحداث أخرى. هل هذا يعني أن ممارساتنا اليومية يجب أن تنهار أيضاً؟ لا، إذا كنا نملك إستراتيجية. هناك طرق للاستمرار بممارستنا مهما كانت الظروف. عندما يصبح روتين ممارساتنا أكثر، أي يتضمن ممارسات أكثر، إن المحافظة عليه ضمن جدول أعمال مزدحم يؤدي إلى تحديات و فرص لنا. عندما يصبح روتيننا متقدم، نستطيع اختراع الكثير من الطرق لضغط ممارساتنا عندما يكون وقتنا ضيق. عندما توجد . إرادة هناك دائماً حل!

لنتكلم عن أساسات تشكيل و المحافظة على عادة القيام بممارساتنا الروحية. واحدة من أسهل الطرق هي أن نخلق قاعدة لنا: يجب القيام بروتيننا قبل تناول الطعام في الصباح و المساء- مرتين يومياً. إذا توقيت واحدة من هذه الوجبات ليس ثابت، عندها نقوم بأول روتين مباشرة عندما نستيقظ، وثاني روتين ما أن نصل إلى المنزل. إذا كنا نسافر، الأمر يصبح معقد أكثر، ولكن نستطيع القيام بالممارسات نوعاً ما رغم كل الظروف. المهم أن نحترم عادتنا.

احترام العادة لا يعني دائماً القيام بالروتين بالكامل. لا داعي أن يكون "كل شيء أو لا شيء". أن العادة هي دافع بنيناه في داخلنا للقيام بممارساتنا الروحية في الأوقات المحددة مرتين يومياً. العادة هي *الدافع للممارسة*. هذا الدافع الذي ننميه هو أساس الممارسة اليومية. انه مثل الشعور بالجوع عند وقت الطعام. الأمر يحصل لوحده ونرغب بالأكل. إذا كنا نملك الدافع للممارسات الروحية وننميه، عندها سنقوم بهذه الممارسات. معظم الأيام سنقوم بكل الروتين. في أيام أخرى، قد نقوم بأقل. ولكن دائماً سنقوم بشيء ما في كل جلسة. هذا "القيام بشي ما في كل جلسة" أمر مهم جدا. لنفسر ما نعنيه *باحترام العادة*، لنفترض أننا مستعجلين على طريق مزدحم. نحن نتجه إلى عشاء عمل سيربطنا لحين وقت نومنا. نحن نمشي بسرعة، نشق طريقنا عبر الناس. إن المطعم على الزاوية، سنصل قريباً.

ولكن فجأة نرى مقعد انتظار للباص. نشعر بالدافع للقيام بالممارسات. حان الوقت. ماذا نفعل عندها؟ نجلس على هذا المقعد لبضعة دقائق ونتأمل. قد يكون فقط لدقيقتين. ولكن لما لا؟ من سيستفقدنا في

دقيقتين؟ لقد حافظنا على عادة الممارسة. من المذهل كيف أن القيام بشي صغير مثل هذا يشعرنا بالتجدد في كل السهرة- التركيز لبضعة دقائق، ترداد المانترا بضعة مرات. الجهاز العصبي يقول لك "شكرا" .و نحن اهدأ في كل الليل. لكن الأمر ليس فقط التركيز لبضعة دقائق. أن الأمر هو المحافظة على عادة ممارستنا مرتين يومياً. إذا كان جدول أعمالنا مزدحم لعدة أيام و أسابيع، ونستطيع الجلوس فقط لبضعة دقائق قبل وجبة الفطور والعشاء، عندها عندما نعود إلى جدول أعمالنا الطبيعي لن نتصارع مع أنفسنا لنتعود من جديد على روتين ممارساتنا. إن العادة ستكون موجودة، فنستطيع متابعة الروتين الكامل الذي نعلم انه سيملؤنا بالصمت الداخلي المتدفق و النشوة الإلهية.
إذا هذا هو أول شيء- المحافظة على العادة حتى ولو دقيقتين على مقعد انتظار الباص. لا يهم أين أو ماذا يحصل من حولنا, نستطيع المحافظة على عادتنا إذا كنا ملتزمين، لأنها تصبح جوع يظهر لوحده في الوقت المحدد. عندها لن نتصارع للعودة إلى التزامنا لليوغا عندما نتفرغ عن جديد للقيام بكمال روتين ممارساتنا.

الاستفادة القصوى من الوقت الذي نملكه

إذا كنا نقوم ببرانایاما التنفس السنسلي و التأمل العميق، من بعدها بضعة دقائق من الراحة، ليس من الصعب تحديد فترة ممارستنا. قل أننا نقوم بـ10 دقائق تنفس سنسلي، 20 دقيقة من التأمل و 5 دقائق راحة، أي روتين 35 دقيقة. عندها في يوم ما قد نجد أن لدينا فقط 15 دقيقة لنعمل بها. عندها نستطيع القيام ب 10 دقائق تأمل، راحة لبضعة دقائق من ثم النهوض. وقد نمارسة في البداية بضعة دقائق من التنفس السنسلي. إذا كنا نعلم أن وقتنا قصير، نستطيع البدء بالتنفس السنسلي أثناء سيرنا نحو مقعد تأملنا. إذا كنا مجبرين على الاختيار ما بين التنفس السنسلي والتأمل العميق، دائماً نختار التأمل. لا يجب أبداً ممارسة التنفس السنسلي مع التأمل العميق في نفس الوقت. هذا يخفف فعالية الممارستين، خصوصاً التأمل العميق.
لنفترض أننا تقدمنا لدرجة أننا نقوم بكل الممارسات- كل ما ذكرناه في جدول الممارسات بدرجة معقولة. عندها نستطيع الاستفادة من نفس النصائح المذكورة أعلاه لاختصار فترة الممارسة عند الحاجة. المهم أن يكون لدينا استراتيجيات تمكنا من المحافظة على روتيننا عندما يكون وقتنا ضيق. فكر بها مسبقا، "ماذا سأفعل في حال فترة الممارسة أصبحت اقصر بكثير؟" ليس هناك إجابة صح أو خطأ مطلقة. إن المحافظة على الممارسات عندما يكون وقتنا ضيق هو فن. اذا هذا هو روتين الممارسة الكامل:

اساناز: 10 دقائق
التنفس السنسلي: 10 دقائق
نفخ الذقن: 2-3 دقيقة
باستريكا السنسلة: 2-3 دقيقة
التأمل: 20 دقيقة
ساميامـا (الاساسية): 10 دقائق
يوني مودرا: 2-3 دقيقة
ساميامـا الكونية: 5 دقائق (مع الاستلقاء)
راحة: 5 دقائق أو أكثر (مع الاستلقاء)

إن المجموع حوالي ساعة. ليس هناك شيء مقدس في فترة هذا الروتين. ربما تقوم بخمس دقائق من التنفس السنسلي، من دون ساميا ما. أو ربما من دون اساناز، أو من دون نفخ الذقن، أو من دون ساميا ما الكونية. مهما كانت التركيبة، الأمر يعود لك. فقط لا توقف التأمل و خذ دائما فترة كافية من الراحة. هذا الأمرين (تنمية الصمت الداخلي ، بالإضافة إلى فترة انتقال نحو الأعمال اليومية) هي أساس التقدم الروحي. أن أهمية التنفس السنسلي تأتي من بعد أهمية التأمل العميق و الراحة. إذاً، التنفس السنسلي، التأمل العميق و الراحة، يشكلون بحد ذاتهم روتين ممارسات قوي. باقي الممارسات تحفز وتبني على نتائج هؤلاء الثلاثة. هذا *الترتيب* نتبعه عند الحاجة أي عندما نضطر أن نختصر روتين ممارستنا.

إذا لتفترض أننا نملك ساعة كاملة للقيام بكل روتين ممارستنا، وفجأة لأسباب خارجة عن سيطرتنا، نجد أنفسنا نملك فقط ثلاثين دقيقة للقيام بروتيننا الثاني. إن ميلنا سيقول أن لا نمارس أي شيء لحين الغد. هذه ليست إستراتيجية جيدة. ليس فقط نخسر منفعة روتين مضغوط بشكل بارع، بل أيضاً نذوب عادتنا في الممارسة مرتين يومياً. أن الرغبة بالممارسة تتطلب تعزيز مرتين يومياً. فقط تذكر مقعد انتظار الباص. في بضعة دقائق على المقعد كانت كافية للمحافظة على استمرارية عادتنا ، بالتالي أليست ثلاثين دقيقة فرصة عظيمة نسبياً؟ أنها بالفعل كذلك. بالتالي نذكر هنا بعض الاقتراحات لكيفية التصرف. أولاً نبقي التأمل. التأمل هي الممارسة الأهم. ولكن نرغب بالقيام بالقليل من الممارسات الأخرى. ، إذا لنختصر فترة التأمل إلى 15 دقيقة من أصل 30 دقيقة المتوفرة. نحن بحاجة أيضاً إلى 5 دقائق من الراحة عند النهاية للعودة بسلاسة إلى الأعمال اليومية، بالتالي المجموع أصبح 20 دقيقة. بقي معنا 10 دقائق. نستطيع القيام بخمسة دقائق تنفس سنسلي (قبل التأمل) واستعمال الخمسة دقائق الأخيرة لأشياء. ما نقوم به في هذه الخمسة دقائق الأخيرة؟ هنا يعتمد الأمر على ما نفضله. إذا كنا نحب ساميا ما ، عندها نقوم به ونترك الاساناز، نفخ الذقن ويوني مودرا إلى الغد. كما نستطيع في اقل من دقيقة واحدة، القيام نحن وواقفين *بروتين الاساناز المختصر* قبل البدء بممارسات الجلوس.

قد لا تكون ممارسة مثالية ولكن على الأقل نكون قد قمنا بشيء ضمن إطار الاساناز قبل الجلوس. إذا بهذا الشكل، نكون قد قمنا بروتين جيد في 30 دقيقة في حال واجهنا وقت ضيق بهذا الشكل. بالطبع لم نمارس كل ممارستنا ولكن قمنا بشيء ما حتى ولو كان الجلوس لبضعة دقائق فقط على مقعد انتظار الباص لتكرار المانترا و الغوص في غبطة الوعي الصافي. يجب أن نتذكر أننا ستطيع القيام أيضاً بممارسات الطاقة في نفس الوقت أثناء ممارستنا للتنفس السنسلي والتأمل العميق، لأنها لا تتطلب وقت إضافي. ممارسات الطاقة تتضمن سيدهاسانا، مولابندها، سامبافي مودرا و كيشاري مودرا. إذا كنا نمارسها، نستطيع القيام بها في جلستنا مهما كانت مختصرة. كما أنها قد تتسلل إلى حياتنا اليومية عندما تظهر حركة النشوة في جهازنا العصبي. عندها تصبح المودرا و الباندا جزء من العمل الطبيعي لنوروبيولوجيتنا، تظهر عفوياً على شكل حركات صغيرة للنشوة في أعماقنا بشكل متناسق ولن نخسرها أبداً. هذا ما نعنيه *بمودرا كل الجسد*. بالطبع يجب الانتباه إلى الممارسات التي نقوم بها في العلن. إن القيام بنفخ الذقن بصالة انتظار مزدحمة في المطار أمر غريب. لكن معظم ممارساتنا نستطيع القيام بها بشكل غير ظاهر. من المؤكد أن هذا ينطبق على التنفس السنسلي، التأمل، ساميا ما، مولاباندها، كيشاري. لا يتم ملاحظة سامبافي إذا قمنا بها مع إغلاق عيوننا. أصلاً هذا ما ننصح به دائماً. إن روتين الاساناز المختصر الذي نقوم به أثناء وقوفنا، نستطيع القيام به من دون جلبة كثيرة. انه مجرد تمدد، الجميع سيفهم ذلك. حتى سيدهاسانا نستطيع القيام بها بشكل غير ملفت للنظر في مكان عام إذا خلعنا حذاء واحد ووضعنا كعب القدم تحت العجان. أحياناً مكاننا يحدد الممارسات التي سنقوم بها. إذا يجب عدم لفت النظر. هناك عدة طرق لانتقاء الممارسات إذا واجهنا فترة ممارسة مختصرة أو مكان ليس مثالي. من بعد التنفس السنسلي، التأمل و الراحة النهائية. في هذا العالم المنهمك، سنواجه تحدي القوت المحدود لممارساتنا. مع استمرارنا باليوغا، إن رغبتنا الروحية

(بهاكتي) تصبح أقوى، وسنجد طريقة لإيجاد الوقت الكافي دائماً. حتى مع ذلك، قد تظهر أحياناً أشياء غير متوقعة ستختصر وقت ممارستنا، لذا من الحكمة أن ننمي الليونة والإرادة لإيجاد حل وسط عند الحاجة للتأكد أننا دائماً نغذي عادتنا في الممارسة مرتين يومياً. إذا قمنا بذلك، لا شيء سيمنعنا في هذا العالم من الوصول إلى هدفنا الإلهي.

الممارسة ضمن مجموعة و الخلوات

الحماس الروحي (البهاكتي) أمر عظيم، و من المؤكد نستطيع استعماله لتحفيز ممارساتنا. ولكن، كما ناقشنا سابقاً في هذا الفصل، من الخطير أن نطول فجأة جلساتنا أو نضيف ممارسات أخرى. هذا يضغط جداً على جهازنا العصبي الذي يتحمل درجة تطهير معينة في وقت واحد. إن أي تغيير يجب أن يحصل تدريجياً، كل خطوة يجب تثبيتها في روتيننا، مع تعديلات تدريجية تحصل من وقت لآخر. بالنسبة إلى الذين يرغبون بزيادة الإلهام والمعرفة، كما تحفيز بأمان التقدم الروحي خارج أوقات ممارساتنا اليومية في المنزل، إن التأمل ضمن جماعة و الخلوات أمر مساعد.

التأمل ضمن مجموعة

إن التأمل ضمن مجموعة أمر جيد. أي تجمع من اجل الدراسة و تشجيع طرق التفتح الروحي أمور جيدة. إذا كنا نستطيع التواصل مع أشخاص عندهم مثل اهتماماتنا بشكل منتظم، نحصل على إفادة كبيرة لأننا نشعر بالإلهام بالمسير قدماً في ممارساتنا اليومية. كذلك، نستطيع الهام الآخرين ليمارسوا أيضاً. إن تشكيل مجموعات التأمل نشجع عليه، الالتقاء مرة في الأسبوع. هذه الاجتماعات قد تبدأ بتأمل ضمن الجماعة لمدة عشرة دقائق، من ثم نقاش مفتوح عن الممارسة و التجارب مع تقديم بعض العصير إذا أردنا. إن التأمل ضمن مجموعة لها صفتها الخاصة. إنها عميقة و مقنعة لأن عدة أشخاص تلتقي، تتعارف و يهدأ فكرها معاً عند الممارسة مما ينعكس إيجاباً على الجميع. إن النتيجة ملحوظة وتشع إلى الخارج نحو محيطنا. إن التأمل ضمن مجموعة مفيد لكل فرد، و مفيد لكل العالم. أحياناً قد نجد أنفسنا في اجتماعات تأمل تتضمن ممارسات غير التأمل العميق. البعض يقوم "بتأمل موجه". هذا الأسلوب من التأمل لا يتضمن استعمال مانترا التأمل العميق. عندما يصبح لدينا عادة ممارسة التامل العميق ، إن المانتر ستجعلنا نذهب إلى داخلنا بمجرد أن نغلق عيوننا. بالتالي إن التأمل الموجه يعطي نتائج عكسية. كذلك التأمل الذي يستعمل الموسيقى، الغناء، التطبيل الخ...كلها لديها أسبابها و إفادتها، ولكنها لا تتناسب مع عملية المانترا التي تدخلنا بسرعة إلى غبطة الوعي الصافي. هذا لا يعني أن لا يجب المشاركة في التأمل الموجه، الغناء الخ...ولكنها ستختلف عن التأمل اليومي مع مانترا أو عن التأمل العميق ضمن مجموعة.

إذا مجموعة تأمل عميق ليست متوفرة قرب سكنك، عندها اخلق واحدة. هناك نصائح مساعدة نقترحها في حلقات النقاش في الممارسات اليوغية المتقدمة (موقع الانترنت في اللغة الانكليزية). انظر الرابط المذكور في نهاية هذا الكتاب.

المسيح قال، "عندما يجتمع اثنين أو ثلاثة باسمي، سأكون معهم" . هذه العبارة ليست متعصبة. إنها تصف مبدأ معروف. عندما يجتمع أشخاص من اجل هدف روحي، إن الوعي يحفز ويرتفع. إن هذا الارتفاع نختبره على شكل صمت داخلي يتعمق وغبطة وعي صافي مسيطرة. هذه التجربة تحصل في كل اجتماع من اجل مثال روحي أعلى، في كل اجتماع من اجل الحق. إن تجربة الصمت الداخلي المسيطر ضمن مجموعة دائماً تكون أقوى. إن التأمل ضمن مجموعة ليس بديل عن ممارستنا الفردية مرتين يومياً. إن ممارستنا الفردية هي ممارستنا الأهم ويجب أن تبقى كذلك. هكذا نبقي مصيرنا الروحي في أيدينا مهما كانت الظروف. إن التأمل ضمن مجموعة يعطينا دفع عظيم ولكنها لن تستمر دائماً إلا حسب ظروف الحياة التي تتغير دائماً من حولنا. لا تعتمد عليها، إنها مجرد

مكافأة. إن الحياة تتغير دائماً في الخارج. يجب أن نتأكد دائماً أن ممارستنا اليومية مترسخة فينا كناحية من حياتنا و لا تعتمد على ظروف خارجية. لقد تكلمنا عن مختلف الإستراتيجيات للمحافظة على ممارسة التأمل العميق يوميا في أي ظروف حياتية نمر بها، مع جدول أعمال مزدحم الخ... المحافظة على الانتظام بممارساتنا مهم جدا مع سفرنا على طريق الحياة. مهما كانت الممارسة التي نختار القيام بها، يجب القيام بها. انه أمر مقدس. انه طريقنا الأهم نحو داخلنا. نستطيع الاعتماد عليها لأننا ملتزمين بممارستها كل يوم من دون استثناء. كل شيء آخر مجرد مشاهد عابرة، منها يلهمنا ومنها لا يلهمنا. ميل إلى ما يلهمك، اجعله يضيء نار رغبتك في التقدم، واترك الممارسات اليومية تقوم بعمل الانفتاح الداخلي والتطهير المستمر. إن روتين يومي هو المفتاح. إن الطريق الأكيد نحو التنور.

ساميما ضمن جماعة

ساميما ممارسة منهجية لإطلاق كلمات أو عبارات محددة (سوترا) في الثبات، مما يؤدي إلى تأثيرات ايجابية تتدفق خارجا من داخل ثباتنا. مما يسرع تطهيرنا و انفتاحنا الداخلي ويخلق أيضا نتائج تطهيرية في محيطنا، القريب و البعيد جداً. نسمي تأثير ممارسة ساميما *الثبات في العمل.* تقليدياً، في اليوغا، هذه النتائج الخارجية اسمها سيدهيز. نستطيع ممارسة ساميما ضمن مجموعة عندما يكون هناك قضية مشتركة يرغب عدة أشخاص يمارسون التأمل العميق أن يجتمعوا من اجلها. على سبيل المثال، إذا لديهم صديق مريض، يستطيعون استعمال اسمه في ممارسة ساميما ضمن مجموعة، بالتالي طاقة شفاء مفيدة ستأتي إليه بشكل أوتوماتيكي. نستطيع أيضاً ممارسة ساميما ضمن مجموعة ضمن ممارستنا الفردية لساميما الأساسية مباشرة من بعد التأمل ضمن جماعة، إذا كان الأشخاص المشاركون يقومون بساميما في روتينهم اليومي في المنزل. نستطيع أيضاً ممارسة ساميما ضمن مجموعة من قبل عدة ممارسين حول العالم مع الاتفاق على الوقت عبر الانترنت. هذا يتم في *جلسات النقاش لممارسات اليوغية المتقدمة*، حيث كثيرون حول العالم يقومون بجلسات تأمل وساميما ضمن مجموعة كل أسبوع. الجميع مرحب به للانضمام إلى هذه الجلسات لمساعدة الأشخاص الذين بحاجة وللمساعدة في تحسين مصير كل البشرية.

الخلوات

إن كلمة *خلوة* تعني الابتعاد عن روتين أعمالنا اليومي والقيام بجدول محدد ومصمم لتحفيز تقدمنا الروحي بشكل مسرع. نستطيع القيام بها لوحدنا أو ضمن مجموعة. بالنسبة إلى الذين لا خبرة لهم في الخلوات، أن الانضمام إلى خلوة ضمن مجموعة أمر مفضل، حيث يتم الاعتناء بكل التفاصيل ونستطيع إتباع الجدول المحدد سلفاً للحصول على أقصى إفادة. في الخلوة، هناك إمكانية الإضافة المنهجية لعدد جلسات التأمل التي نقوم بها في اليوم الواحد. أي أننا نكرر كل روتيننا الصباحي، مرة ثانية أيضاً في الصباح، بالإضافة إلى روتين المساء. أي أننا نضيف روتين واحد لمدة يوم أو يومين أثناء عطلة نهاية الأسبوع أو أكثر إذا كانت الخلوة أطول. هذا يضيف درجة كبيرة من التطهير و التقدم الروحي. إن تحررنا من المسؤوليات أثناء الخلوة أمر مهم جداً لنتمكن من القيام بها، وإلا سنشعر بالانزعاج. التجارب المزعجة لأننا نتطهر كثيراً من الداخل. إذا قمنا بثلاث روتين في اليوم الواحد، من المهم أن تكون أعمالنا خفيفة ما بين جلسات الصباح والمساء، مثلاً القليل من رياضة المشي من دون تعب و بعض *ساتسانغ* (الذكر ضمن مجموعة). إن هذا النشاط الخفيف يساعد في المحافظة على التوازن في عملية إطلاق العقبات في الجهاز العصبي؟
إن روتين هذين اليومين كالتالي: اسانا، برانايام، تأمل عميق، ساميما (إذا كنا نمارسها)، راحة (10 دقائق على الأقل مع الاستلقاء)...من ثم نعيد؟ في المساء نقوم فقط بروتين واحد. إذا نقوم بثلاث

روتينات في اليوم. إن ثلاث روتين جدول طموح، خصوصاً ضمن مجموعة. تذكر أن الممارسة ضمن مجموعة تعطي نتائج تطهيرية إضافية. في الخلوات الجديدة حيث المعلمين و المشاركين يقومون بخلوة *ممارسات روحية متقدمة* لأول مرة ، من الأفضل القيام ب 2 روتين في اليوم فقط. إذا سارت الأمور كما يجب، نستطيع التفكير روتين طموح اكثر في الخلوات المقبلة. لا تتفاجئ اذا حصل الكثير من التطهير و الانفتاح اثناء الخلوة. ان الممارسات اليوغية المتقدمة سهلة جداً ولكنها قوية جداً- خصوصاً عند ممارستها ضمن مجموعة. إذا أصبح التطهير مفرط، اختصر الممارسات من دون تأخير واخبر معلمين الخلوة فيما يحصل معك و بمصاعبك. تذكر انك تستطيع استعمال التثبيت الذاتي في أي وقت.
إن جدول النهار في خلوة الممارسات اليوغية المتقدمة هو كالتالي:

.النهوض (النظافة الصباحية و طعام خفيف وفق الحاجة)
.ممارسات الصبح
. دروس أو نشاط ضمن مجموعة
.وجبة الغذاء
. حركة جسدية خفيفة (المشي)
.دروس أو نشاط ضمن مجموعة
.راحة
.ممارسات المساء
. وجبة العشاء
دروس أو نشاط ضمن مجموعة
. النوم

إن توقيت كل هذه النشاطات يحدده معلمي الخلوة. من المهم جداً أن نسير وفق الجدول الزمني المتفق عليه سلفاً. ننصح بعد إضافة ممارسات جديدة أو إطالة فترة الممارسات الحالية أثناء القيام بخلوة إلا ما يذكره معلمي الخلوة.

إن النتائج المفيدة للخلوة نلاحظها لفترة أسابيع و أشهر من بعد انتهائها. انه مثل إضافة دورة أطول من التطهير و الانفتاح تحت دورتنا اليومية العادية. إن الخلوة تضيف موجة اكبر من الصمت الداخلي تحتنا. إذا شاركنا في خلوة في نهاية الأسبوع أو طيلة أسبوع كامل، مرتين أو أكثر في السنة، هذا يعطي تقدم روحي مهم جداً على المدى البعيد. ستجد المزيد من المعلومات عن كيفية تنظيم والمشاركة في خلوة في حلقات النقاش في موقع اللغة الانكليزية للممارسات اليوغية المتقدمة.

دورنا كمعملين و باحثين

نحن موجودون في نقطة التقاء مهمة جداً في تاريخ التطور الروحي للإنسان. نحن ننتقل من فترة طويلة جداً من الخرافات و المعرفة الغير مباشرة، إلى فترة من المعرفة المباشرة المبنية على تجربتنا الشخصية مع الممارسات. الأهم، نحن أصبحنا مسؤولين لتفتحنا الروحي عبر اعتماد منهج روحي مع الممارسات، حيث نستطيع مراقبة الأسباب و النتائج وتحفيزها للحصول على أفضل نتائج في كل واحد منا و في جميعنا كمجموعة. انه تغير مهم جداً عن الماضي، مما يؤدي إلى توفر كبير للممارسات الفعالة للأجيال القادمة. كانوا يقولون أن

لإنسان لا يستطيع إدارة تفتح الروحي بالتالي هذه مسؤولية *الأشخاص الذين يعرفوا*، من دون تقديم خيارات أو تعديلات للممارس. إن نتائج هذه الطريقة كانت غير فعلة. إن التاريخ يشهد على ذلك. حان وقت التغيير.

المسؤولية

إن رحلة التطهير و الانفتاح تتطلب تنظيم حذر للممارسات. فقط الممارس يستطيع القيام بذلك. هذه أنها مسؤوليتنا. إن مستوى المسؤولية لدى الذين يقومون بالممارسات اليوغية المتقدمة ملفت للنظر. لطالما قيل أن عرض كل المعرفة عن الممارسات الروحية يؤدي أي نتائج كارثية. هذا ليس صحيح، على الأقل ليس هنا و الآن. التثبيت الذاتي مبدأ وممارسة من السهل أن يفهمها ويطبقها الجميع. إن تشبيه "تعلم قيادة سيارة سريعة" نفهمها جميعاً، حيث أن تعديل السرعة ضروري وفق ظروف القيادة لنحافظ على تقدم جيد ورحلة آمنة. الأمر ذاته عند تطبيق ممارسات روحية قوية. إن ميل اليأس و المبالغة في الممارسة سببه الممارسات الغير فعالة وليس سببه توفر المعرفة الروحية. إن ما يخفى يؤدي إلى تصرف يائس لنحصل عليه فنبالغ بالقيام بالممارسات التي نملكها. أما عندما تكون المعرفة متوفرة، يجب أن ننمي براعة في استعمالها، سنقوم بذلك بالفعل. إن الأمر بهذه البساطة. إذاً، هناك الكثير من الأشياء التي يجب أن نكون شاكرين لها مع تقدمنا بمسؤولية في ممارساتنا، خطوة خطوة. إن طريق التحول الروحي للإنسان أمامنا، والكثيرون اكتشفوا إن تنمية مهارات جيدة في التثبيت الذاتي هو جوهر الطريق الناجح. هذا يعني أننا ننجح بالوصول إلى الاكتفاء الذاتي في الممارسات الروحية. إن الاستعمال المسؤول للممارسات مع التثبيت الذاتي هو أساس المحافظة على التقدم في عملية التنور. هذا يعني أننا نستطيع أن ننجح لوحدنا. عندما نعلم ذلك، عندها لا شيء يوقفنا.

التعليم

الجميع يستطيع أن يعلم اليوغا وفق مستواه الشخصي من التجربة. إن كل من ترسخ في التأمل العميق، التنفس السنسلي الخ.... بأي مستوى، يستطيع أن ينقل هذه التجربة إلى الآخرين. إن *نصوص الممارسات اليوغية المتقدمة* فيها تفاصل كافية يستطيع الجميع إن يستعملها ليجرب مباشرة بنفسه وينقل هذه التجربة إلى الآخرين، مع استعمال النصوص كمساعد وحافز. إذا يجب أن نشعر جميعاً بحرية القيام بذلك وفق المستوى الذي يريحنا، ضمن صمتنا الداخلي. هذا مفيد لمعلم و للتلميذ معاً. إن المعلم دائماً يتعلم مثل التلميذ. لسنوات كثيرون عارضوا أن يتم التعليم أكثر من المستوى الذي وصلنا إليه. بالفعل هذا خطر عند كل معلم، حتى عند المتقدمين الذين يعبروا عن هذا القلق. إن تأخير الجميع من اجل هذا القلق أمر غير واقعي. إن لقب أو شهادة لا يضمن أن تعليم كامل ومندمج. غالباً هذه الأوراق هي شهادات من منهج متعصب، هذا أفضل من انعدام التعلم و لكنها ما زالت وجهة نظر محدودة. نحن بحاجة أكثر آلة المزيد من الأشخاص بشكل مستقل في الصمت الداخلي والنشوة الإلهية من داخلهم، ومشاركة كل هذا في الحياة اليومية بكل الأساليب التي تتناسب مع الأوضاع و الثقافة. مع تقدمنا في هذا الميدان الجديد، إن التعاليم ستنبع من داخلنا عفوياً، أكثر بكثير من التعاليم الخارجية. إن المناهج الخارجية لن تكون بعدها المصدر الأول للمعرفة. دورها سيكون فقط تسهيل تدفق *الثبات في العمل* النابع من داخلنا. إذا كنا نشارك الآخرين بمعرفة مندمجة عملية تعتمد على التجربة المباشرة الحاصلة في داخلنا، عندها ستكون هي اللقب و الشهادة الكافية لنعلم. إذا استمررنا بالعودة إلى المبادئ الأساسية والممارسات الكامنة في الجهاز العصبي للإنسان، كيف سنخطئ؟ لهذا السبب إن *نصوص الممارسات اليوغية المتقدمة* متوفرة للجميع. ليس لخلق تبعية، تحرك أو مؤسسة. ليس للقول أننا جسد متألف من التعاليم. فقط لنكون مصدر نستطيع حياكته عبر اهتماماتنا اليومية للتحول الروحي بالكثير من الأشكال- مصدر للحقيقة يساعد الجميع ليصبح منارة للنور لأنفسهم

وللكثيرين من حولهم. إن تعاليم الممارسات اليوغية المتقدمة لا تأتي من نسب روحي محدد. إنها نابعة من المعرفة الواسعة المتعددة الثقافة (غالبا قديمة) للجنس البشري. والاهم، من تأكيدات الممارسات في الحاضر عبر التجربة المباشرة في الجهاز العصبي للإنسان. عندما مصادر مفتوحة للتعاليم مثل *نصوص الممارسات اليوغية المتقدمة* تصبح معروفة أكثر، المزيد من *النقل الأفقي* للمعرفة سيحصل وفق التجربة المباشرة لعدد متزايد من الممارسين حول العالم الذين يستمرون بمشاركة ما تعلموه مع الجميع. هذا النوع من نقل المعرفة الروحية يسمى أيضاً من *صديق إلى صديق*. بفضل طبيعته الغير هرمية، هذا النوع من نقل المعرفة يتجنب الكثير من المطبات الموجودة في المناهج الهرمية حيث إساءة استعمال القوة على الآخرين أمر شائع جداً. إن الهيكلية الأفقية من حديث لصديق هي مثل "شموع تضيء شموع لحين كل الشموع تصبح مضاءة". هذا ممكن مع ظهور التقدم الروحي الحقيقي عند الكثير من الممارسين. إنها ليست فقط نقل أفكار. انه نقل أيضاً للطاقة الروحية التي تسرع عملية التحول الروحي للإنسان عند الجميع. قبل الآن، هذا لم يكن ممكن. مع الظهور السريع للوعي حول العالم، هذا الأسلوب الجديد للتعليم انتشر- النقل المباشر للمعرفة و الطاقة الروحية أي *الثبات في العمل*.
من ناحية الممارسات، أنها عملية خطوة- خطوة للبهاكتي الملهمة (الرغبة الروحية) من ثم تأمين الأدوات لتنمية الصمت الداخلي و حركة النشوة في كل فرد. إن الذين سافروا بعيداً في الطريق الروحي، علينا أن نذكرهم أن الجميع يجب أن يسافر من المكان الذي يستعملوا فيه التقنيات الأكثر فعالية. هناك ميل للمتقدمين روحياً أن يعلموا من نقطة وصولهم (حالتهم الحالية). بالتالي التلاميذ يقعون في مأزق *ممارسة البحث عن الذات من دون صلة* في الطبيعة الغير ثنائية للوجود. أي انه البحث بواسطة الفكر وليس في الثبات. أن البحث بواسطة الفكر لا يعطي نتائج مثمرة و مؤذي نفسياً. مع ظهور الصمت الداخلي (الشاهد) ، *البحث عن الذات مع صلة* يصبح ممكن. إذا الأولوية هي تنمية الصمت الداخلي. في منهج الممارسات اليوغية المتقدمة، هذا يحصل عبر التأمل العميق. تقنيات أخرى متصلة. الأمر ذاته ينطبق في التعليم عن علاقتنا بالكارما، الأحداث الحاصلة من حولنا و التوقيت الذي سنختبر به الألم في حياتنا. سيكون هناك الم ولكن من الممكن أن نختبر الألم من دون عذاب. ولكن ليس بمجرد أن احد ما قال لنا ذلك. انه مع ظهور الصمت الداخلي (الشاهد) نستطيع تخطي العذاب الذي يأتي مع تماثل الفكر مع الأفكار، المشاعر وإدراكنا للعالم من حولنا. مع تحررنا من التماثل مع الأشياء المدركة حسياً، مهما كانت عظيمة أو مؤلمة، نستطيع مشاركة حريتنا مع الجميع ونستطيع مشاركة الوسائل ليتمكن الأخرون من التحرر أيضاً. إن الأمر موجود في كل واحد منا. مع مرور الوقت الكثير من الممارسين المتنورين سيصبحون ظاهرون، بالإضافة إلى دعم التعاليم المكتوبة. إن النصوص الصحيحة والسلسة في تطبيقها، تدوم عبر القرون. مع الوقت، إن تطبيق تقنيات و تجارب الممارسين حول العالم ستتوسع عفوياً لتشمل أجزاء اليوغا الثمانية. أن الذين يقومون *بممارسات روحية يتم إدارتها شخصياً* سيكونون في الطليعة. من هنا، ميدان اليوغا سيتركز أكثر وأكثر على تأمين الاكتفاء الذاتي الفردي في تنمية العملية الشاملة للتحول الروحي للإنسان. إن التنور الذي يحصل حول العالم، لطالما اعتمد على الاكتفاء الذاتي الفردي.
إن مدارسنا ومؤسساتنا للتعليم الأعلى سيكون لهم دور اكبر بهذا، لأن الجميع سيلاحظ حصول ذلك من حوله والمطالبة بالتعليم اللازم بهذا الخصوص. إن تعليم الممارسات الروحية المندمجة سيحصل في إستديوهات اليوغا، مراكز الخلوات، مدارس التجارة والجامعات. ولكن أولا، سيحصل في منازل الممارسين في كل مكان، مع تشكيل شبكة شائعة و متنوعة وتوسعها لحين وصولها إلى الجميع. في هذه الأيام، التحول الروحي يظهر عند الملايين. انه أمر جديد يتسارع بشكل ثابت منذ القرن الماضي، ظهور لليوغا و الممارسات الروحية على مستوى كبير- إنها ظاهرة عالمية. في هذه الحالة المفعمة بالطاقة ، فقط القليل من المعلومات الصحيحة ستعطي نتائج فعالة. الرغبة الفردية/ بهاكتي و

الممارسة اليومية ستهتم بالباقي. إذاً، لنقوم كلنا بالممارسات والتعاليم التي يدفعنا إليها عفوياً صمتنا الداخلي. كذلك لنستمتع أثناء القيام بها!

ممارسات لأطفالنا

من الطبيعي أن نرغب بمشاركة معرفتنا الروحية مع أولادنا. قد نرغب خصوصاً بمشاركته بالتأمل العميق. . أن النتائج ستكون عظيمة. إن طريقة مشاركتهم تعتمد على عمر أطفالنا. أن التأمل العميق *ايام* نستطيع ممارسته من العمر 12-13 سنة. نقترح البدء ب10 دقائق كحد أقصى، مرتين يومين. إذا حصلت نتائج غير مرغوبة، تطهير مفرط، عندها نختصر الوقت، أو لا نمارس بتاتاً لمدة سنة أو سنتين لاحقاً، من ثم نحاول من جديد. التطهير المفرط نلاحظه متوتر و/أو بلادة في أعمالنا اليومية. بالطبع، عند المراهقين و هرموناتهم الجديدة المتدفقة، هذا قد يحصل بكل الأحوال. التأمل يومياً بالكمية المناسبة أمر قد يساعد.

إن التطهير المفرط قد يحصل إذا كان الجهاز العصبي حساس جداً على التأمل، مما يدل على حساسية روحية عالية- أمر جيد، ولكن يجب التعامل معها بحذر و استعمال مبادئ التثبيت الذاتي. على افتراض أن الأمور تسير على ما يرام، عند عمر 18، نستطيع إضافة فترة التأمل خمسة دقائق إضافية في كل مرة على فترة عدة أشهر وصولاً إلى 20 دقيقة، وفق راحتنا. عندها يكون الممارس أصبح لديه اهتمام مترسخ أو لا، وفق الكارما والرغبة الفردية. لا يجب استعمال الإجبار. في هذه المرحلة، إن الحالة الداخلية للممارس بالإضافة إلى ما يقدمه الأهل أو المعلم، سيحددان الطريق. الكثير من الأولاد سيتوقفون عن التأمل لأسباب متنوعة. ولكن البذرة تكون قد زرعت. الباقي يكون وفق الرغبة الفردية وفق تدفق الطبيعة والكارما. هذا صحيح بالنسبة أى الجميع. إن الخبر الجيد أن الموجة الروحية تزداد في كل مكان. الجميع أصبح واعي أكثر لتحوله الداخلي. إذاً، أي بذور يتم زرعها في هذه الأيام من المؤكد أنها ستنبت وتنمو بشكل كامل- إذا لم يكن الآن وهنا، عندها في مكان ما على طريق هذه الحياة، أو ربما الحياة اللاحقة. إن هديتنا لن تذهب سدى. أن التنفس البديل من المنخر (نادي شودونا براناياما) يستطيع المراهقون أن يقوم به لمدة 5 دقائق قبل التأمل. هذا التنفس شائع من الممكن أن نتعلمه من أي مصدر- انه مفسر في كتاب *الممارسات اليوغية المتقدمة دروس سهلة*. التنفس البديل من الأنف يستعمل أيضا لفترات قصيرة لأولاد قبل سن المراهقة (ولكن من دون تأمل) إذا كانت العواطف بحاجة إلى تهدأة. التنفس البديل من المنخر ل 5-10 دقائق عدة مرات في النهار يساعد الأطفال المفرطي النشاط. إذا لم يكن التنفس البديل من المنخر مريح، إن التنفس البطيء والعميق عبر الخياشيم يكون الحل. في عمر 18، نستطيع استبدال التنفس البديل من المنخر (أو التنفس البطيء العميق) ببراناياما التنفس السنسلي، ونزيد الوقت بشكل مناسب. أن تقنيات البراناياما المتقدمة، مودرا و باندا، توسع الدور الجنسي إلى الأعلى نحو عمل أعلى مستوى في الجهاز العصبي، لهذا السبب إن التقنيات التي تتخطى التأمل العميق السهل و التنفس البديل من المنخر الخفيف أو التنفس العميق، لا يجب استعمالها قبل أو أثناء البلوغ. التحول الروحي في الجهاز العصبي، توسع عمل النوروبيولوجيا ليعبر عن النشوة الإلهية، هو مثل بلوغ ثاني في الكثير من النواحي. بلوغ واحد في نفس الوقت يكفي! بالنسبة إلى بعض الشباب، القيام بالمجموعة الكاملة من الممارسات يؤجل من بعد عمر 18. وبعض الأخر قبل عمر 18. كل واحد مختلف، ويجب أن نستعمل المنطق السليم في قراراتنا. عندا يصبح براناياما التنفس السنسلي والتأمل العميق تقدمين و ثابتين، عندها السير خطوة خطوة عبر المجموعة الكاملة للممارسات يصبح أمر ممكن وفق رغبة كل فرد (بهاكتي) و المقدرة (التثبيت الذاتي) . هذه مرحلة البالغ بالطبع.

نستطيع القيام بالوضعيات اليوغية الخفيفة (اساناز) مع استعمال المنطق السليم في أي عمر. عندما تبدأ ممارسة الجلوس/التأمل، نقوم بالاساناز قبل ذلك. في أيامنا أصبح من الممكن أن نتعلم الاساناز في أي مكان، حتى صفوف الأطفال أصبحت شائعة جداً. أن نصوص *الممارسات اليوغية المتقدمة* تتضمن مجموعة *الاساناز للمبتدئين* التي تساعدنا بالقيام بروتين سهل من الوضعيات في منزلنا.
بالنسبة إلى الأولاد الصغار جداً، إن مشاركتنا معهم لصمتنا الداخلي على شكل تدفق الحب الخادم هي اليوغا المثالية لهم. سيستفيدون جداً ويكونوا جاهزين للممارسات عندما يأتي الوقت، وفق ميولهم. من الواضح، لا نستطيع فرض أي ميول عليهم – حتى ولو كانوا أولادنا. كل واحد عنده رحلته. نستطيع المساعدة جداً ولكن لا نستطيع القيام بها عنهم. يجب أن نكون حذرين بعدم زج أولادنا بروتين ممارسة لا يناسب طبيعتهم. تذكر أن صمتهم الداخلي هو الذي سيحدد في النهاية طريقه أكثر من أي شيء آخر. شيء واحد هو أكيد. كلما استطعنا ا نتقدم أكثر في ممارساتنا، من الأفضل للأشخاص من حولنا الذين نحبهم. هكذا نحفز الصمت الداخلي عند الجميع.

البحوث من مصدر مفتوح- الطريق نحو المستقبل
كل من يقوم بممارسات روحية يتم إدارتها ذاتياً هو باحث في الوعي. في الماضي، كانت مهنة للوحيد، يقوم بها أقلية، وغالبا تتم في السر، مع مشاركة القليل مع العامة. لهذا السبب، معظم المعرفة الروحية كانت مقصورة على فئة معينة. ربما كانت الأسباب جيدة. المعرفة لم تكن منتشرة في القرون الماضية. كما كانت هناك الكثير من الخرافات حول عملية التحول الروحي للإنسان. حيى الذين يتكلمون بوضوح عنها (مثل باتانجالي) لم يلقوا أذان صاغية كثيرة. فقط عبر القرون إن المعرفة المدونة عن الممارسات الروحية أصبحت شائعة الاستعمال.
في أيامنا، نملك فرصة عظيمة. انه عصر المعلوماتية ، ونحن في وسط انفجار من المعرفة الروحية التطبيقية في كل ميادين العمل الإنساني. هذا يحصل في ميدان التحول الروحي للإنسان أيضاً. الأن عندنا اطلاع على ممارسات أكثر، ونحن في خضم عملية دمج وتطبيق الطرق التي تنمي مباشرة التطهير و الانفتاح في داخلنا في وتيرة متسارعة. إن الأجزاء الثمانية لم تعد على لائحة الإمكانيات و العلاقات المتبادلة للممارسات و الإمكانيات. ، ولكن أيضاً لائحة نستطيع تطبيقها مع استعمال مصادر حقيقية للتحول. نحن نتوسع من الفلسفة إلى الأمور العملية. كل يوم هو تجربة تعليمية نستطيع القيام بالتعديلات في الممارسات مما يؤدي إلى المزيد من المعرفة لأنفسنا.
إن الرحلة التي كل واحد منا يقوم بها هي بحثه، وعلينا مشاركتها. بهذا الشكل، نكتشف ما الأمور المشتركة في تطورنا و ما هو المتباين عن القاعدة. في الواقع، اكتشفنا أن التباين اقل بكثير مما ظننا، أن التباين معظمه صنع الإنسان. الجهاز العصبي للإنسان هو ذاته عند الجميع، ومقدراته للتطهير و الانفتاح على التجربة الإلهية هي ذاتها. إذا ما هو الغير مشترك بيننا؟ ربما ثقافتنا أو ديننا، واختلاف التقنيات التي أعطيت لنا. ولكن في النهاية، كلنا نعمل على نفس المشروع، من أينما أتينا أو مهما كانت الأدوات التي نستعملها. إن الأجزاء الثمانية تشمل الكثير من الأمور وإذا ركزنا علة جزء واحد، من المؤكد سنصل إلى الأجزاء الأخرى بفضل تواصل كل أجزاء اليوغا، إنها حية في داخلنا. من خلال الممارسة، التثبيت الذاتي، التدوين و مشاركة التجارب على العلن، إن الحقيقة ستستمر بالظهور في أيامنا. هذا هو طريق المستقبل. انه في أيدينا المحافظة على تقدم *لعلم الروحي التطبيقي* في كل الأزمنة. يجب أن نستمر بالاطلاع على النصوص القديمة لنتمكن من السير قدما نحو تطبيقات أكثر عملية للمعرفة. ولكن يجب عدم النظر إلى هذه النصوص ونظن إن الأجيال القديمة كانت تعلم أكثر منا. نريد الاتكال عليهم لنصل إلى مستوى أعلى بعد من الحقيقة في تجربتنا في الحاضر. نحن نقوم بذلك. هناك الكثير من الرائدين الروحيين الذين يظهروا في أيامنا ويسيرون قدما في التطبيق المنهجي للممارسات الروحية بأشكال لن يتم تجربتها في السابق. إن المؤسسات الحديثة للبحوث و

التعليم العالي ستلتقي بهذا التيار عاجلاً أم آجلاً، من ثم ستقود بحوث معمقة عن تقنيات التحول الروحي الإنساني، والذي يدعمه جزء متزايد بشكل مستمر من الأشخاص الذين يمارسون يومياً. لماذا المؤسسات في النهاية ستقود هذه المهمة؟ لأنها مسائل تهم المصلحة العامة- صحة، راحة و سعادة جميع الأوطان و الثقافات حول العالم. مع تفتح المقدرات الكاملة لكل فرد، ستتفتح أيضاً المقدرة الكاملة لكل المجتمعات في كل مكان حول العالم. مثلما تكنولوجيات المعلومات غيرت الحياة على الأرض، كذلك التكنولوجيات الروحية ستحفز نوعية الحياة في كل مكان. لهذا السبب إن المؤسسات الكبيرة ستلعب دور مهم في كشف الميكانيكيات المحددة للتحول الروحي للإنسان و طرق تحفيزها على كل مستوى. مثل كل ميادين العمل الإنساني، التطبيق والتطوير المستمر للمعرفة الروحية سيدفعنا إلى نوعية حياة لم نكن نتخيلها. كل هذا موجود على شكل بذرة في الأجزاء الثمانية لليوغا التي تعكس ماذا ينتظر الانفتاح في كل واحد منا. الآن نحن نظهر مقدرتنا الكاملة و الجميع سيشارك في هذه النتيجة. لن تكون معرفة معتمدة على شخصيات كاريزمية أتت في الأجيال السابقة. بل، ستكون معرفة مسجلة و تتطور بشكل مستمر نحو تطبيقات أكثر فعالية نستطيع التأكد منها واستعمالها عمليا جميعنا على هذه الأرض.

الفصل 4- التنور

منذ القدم، من المعروف ان التجربة الروحية تتضمن عاملين- الثبات و النشوة. الكثير من المصطلحات تستعمل في الكثير من الحضارات حول العالم لتسمية هذين العاملين للتحول الروحي للإنسان. سواء تكلمنا عن شيفا و كونداليني/ شاكتي. الاب والروح القدس، تاو و شي، أو كلمات أخرى، كلها تدل على نفس الامر- تجربة التطهير و الانفتاح في الجهاز العصبي التي هي بوابة الإله الموجود في كل البشرية. مع الوقت و بدمج فعال للممارسات الروحية التي تشمل الاجزاء الثمانية لليوغا، تجربتنا الثنائية تتطور لتصبح توحيد غير ثنائي للتجربة الإلهية أو *الثبات في العمل*. عندها نعلم ما كنا عليه منذ البداية-توحيد.
اثناء الطريق سنمر بمراحل تدل على ظهور الثبات، حركة النشوة و اندماج هذين العملين.

مراحل التنور

ان هدف حياتنا هو *التنور*. ما هو التنور؟ حالة من التوحيد المتزن ما بين طبيعتينا: غبطة الوعي الصافي و دورنا ككائنات آنية على هذه الأرض المادية. هذا هو ايضا تعريف اليوغا و هدف وهدف كل الاديان. ان تطور التجربة امر شخصي، ولكنها هناك ثلاثة مراحل معروفة:

. ظهور الصمت الداخلي المترسخ
. ظهور حركة النشوة و الاشعاع
. اتحاد هاذين الاثنين في تدفق حب الإلهي و توحيد

ان ظهور الصمت الداخلي (سامادي) يأتي من التأمل العميق يومياً. نختبره على شكل حالة متزايدة من السلام، السعادة والغبطة. الاهم، نختبره كثبات داخلي لا تهزه التجارب الخارجية- *الشاهد*.
الصمت الداخلي هو اساس التجارب اللاحقة التي تحصل عند القيام بممارسات يوغية إضافية توقظ صمت غبطة الوعي الصافي بشكل ديناميكي في الجهاز العصبي. ان ظهور تجربة النشوة (كونداليني) في الجسد و محيطنا يأتي من يقظة قوة الحياة في الجسد و صقل تدريجي للإدراك الحسي. من خلال البراناياما (تقنيات التنفس) ، مودرا، باندا، الجنس التانتري وتقنيات أخرى، يتم تحفيز التطهير و الانفتاح الداخلي فتنفتح الحواس بشكل داخلي (براتياهارا) ، مما يمكننا من ادراك طاقات النشوة التي تجري فينا ومن حولنا. بهذا الشكل، انتباهنا واحساسان بذاتنا ينجذبان الى الداخل من ثم يشعان خارجاً، مما يعطينا نظرة جديدة للعالم من حولنا. في نفس الوقت، الصمت يبدأ بالتحرك في داخلنا، هذا سهل بفضل الطبيعة المشعة لطاقة النشوة، مما يخلق تجربة جديدة و آسرة. اثناء هذه المرحلة، ان تقديرنا للتدفق الإلهي في الحياة يزداد، مما يؤدي الى رغبة متزايدة للدخول والاتحاد في التجربة الحسية المتعمقة. نحن نستسلم الى العملية أثناء التقدم فيها، مما يسرعها. ان المرحلة الثانية هي مثل الوقوع في هاوية لا تنتهي من النشوة. نعمل في العالم بفرح متزايد لأن انتباهنا مندمج مع الجمال الحي الدائم الذي يتحرك تحت سطح كل الاشياء. بالنسبة لنا، ان الحدود تذوب. عندما يسكن انتباهنا عفوياً في الموجود بشكل دائم، غبطة صمت متموجة في كل الاشياء، نصبح هذا الانسجام الدائم. نكتشف ان *ذاتنا* هي جوهر كل الاشياء. هذه تجربة التوحيد، الاتحاد، التنور. ان العالم لا يختفي، بل يصبح شفاف و مشع. الحدود تصبح مثل الحجاب، تغطي قليلاً جوهر الحياة التي ادركنا انها تعبير لطبيعتنا. ندرك من خلال الادراك المباشر اننا المحيط التي تلعب على سطحه امواج الحياة. في هذه الحالة هل نستطيع الاستمرار بالعمل في العالم؟ نعم، ولكن دوافعنا تختلف عن الماضي عندما كنا نرى انفسنا كأفراد منفصلين. الأن اصبحنا نتصرف من اجل مصلحة *الذات* الاكبر. هكذا، يبدو اننا غير انانيين. لكن الحقيقة هي اننا دائماً نتصرف من اجل مصلحتنا. ولكن *ذاتنا*

اصبحت متعالية وكونية، اذا مصلحتنا هي من اجل كل البشرية ومن اجل كلية الحياة. لم نعد نرى العالم انه وهم من اشياء منفصلة نرغب بها او نخاف منها. نرى العالم كما هو، تدفق لا ينتهي من الوجود الاهي ونجد انفسنا في موقع مساعدة الآخرين كما هم ايضا. انها حياة من الحرية تولد المزيد من الحياة في الحرية. هذا مصير كل فرد وكل البشرية. منذ البدء بالممارسات الروحية (ربما قبل ذلك) قد نختبر قليلا من هذه المراحل الثلاثة المذكورة اعلاه، وفق ديناميكيات عملية تطهيرنا الشخصية. مع الوقت، ندرك ان تجاربنا هي مراحل على طريق التنور- بعض من الصمت الداخلي، بعض من تدفق النشوة الداخلي، شعور *بالتوحيد* مع الأخرين و محيطنا. سيكون هناك الكثير من المراحل الاخرى الاصغر التي سنلاحظها على الطريق. ان المرحل تحزنا على الاستمرار في طريقنا، تغذي الهامنا و محافظتنا على ممارساتنا اليومية. ان المراحل ليست مفيدة جداً للإدعاء ،"اليوم أنا في هذا الموقع على طريق التنور". قد نكون في هذا الموقع، ولكن الامر ليس مهم عندما نتخطاه وتصبح تجربتنا دائمة بالتالي لا نلاحظها كثيراً لأنها أصبحت عادية جداً. عندما تصبح التجربة عادية و طبيعية عندها تصبح حقيقية، جزء من حياتنا اليومية، لم تعد مسرحية في الفكر الذي يميل الى النزوات و الكلام عن الامور. التنور ليست امر نشاهده كمسرحية. انه الحياة التي نعيشها كما هي- ان التحرر امر عادي جداً. إن المراحل ستذوب في الرحلة. في النهاية ان التنور ليس المراحل. انه الاستمتاع ان نصبح وان نكون ما لطالما كناه. اذا كنا نقوم برحلة طويلة بالسيارة، هل نمضي كل وقتنا ندهش من المشاهد اثناء الطريق؟ ربما لدرجة ما، ولكن اذا كنا فعلا مهتمين بالوصول الى هدفنا، لن نندهش لدرجة تأخير او ايقاف رحلتنا. نستطيع الاستمتاع بالمشاهد اثناء الطريق من دون التوقف كثيرا فننسى ماذا نقوم به – العودة الى منزلنا. قد نميل الى ملاحظة مواصفات رحلتنا من اجل مصلحة الجميع. في النهاية الجميع ينبع من نفس الوعي الإلهي، بالتالي من الطبيعي ان نهتم ان يقوم الجميع برحلة سريع وآمنة. قال السيد المسيح " قوم للأخرين ما تتمنى ان يقوموا لك". ان الحقيقة ان الجميع هو نحن، اذا هذه ليست مجرد نصيحة اخلاقية جيدة، انها نصيحة عملية. وفق تجربتنا سنعلم ان الأخرين هم ذاتنا، مع انفتاح ابوابنا الداخلية الى العوالم الإلهية في داخلنا. كم تتطلب الرحلة من وقت؟ الامر يعتمد علينا- على اعمالنا القديمة التي خلقت هذه العقبات المتجذرة في جهازنا العصبي وعلى ما نقوم به من الأن و صاعداً. لا نستطيع تغيير الماضي. ولكن نستطيع القيام بالكثير في الحاضر مما يحدد مستقبلنا. نحن فقط نستطيع القيام بهذا الخيار. اذا قمنا بالممارسات اليوغية بإخلاص، سيكون هناك اتجاهه جديد في حياتنا. عندما نلتزم بالطريق بجدية، المسألة تصبح فقط مسألة وقت. عندها نرى ان الأمر ليس نقطة الوصول. ان الأمر هو اختبار فرح متزايد في كل يوم، كل شهر، وكل سنة. انه طريق غبطة، طريق متعة، مع تفتحنا العفوي داخلياً. نستطيع البدء في الطريق اليوم والاستمتاع بالرحلة مباشرة. سنصل الى النهاية، الى اللقاء.

الزفاف الإلهي

عندما نشعر بالإلهام للبدر بالتحول الروحي الانساني، تطبيق وسائل تنمية الصمت الداخلي سيكون الخطوة الاولى. ان اهم ممارسة للقيام بذلك هي التأمل العميق. مع بدء ظهور الصمت الداخلي، نستطيع اضافة الكثير من الممارسات الاخرى، مما يؤدي الى توسع الصمت في الاعمال اليومية، مثل مضخة ستوسع تدفق الماء ما ان تتوسع المضخة. بعض الممارسات التي نضيفها على التأمل العميق ستحفز ظهور حركة النشوة في الجهاز العصبي. يتم تنمية حركة النشوة في عدة انواع من الممارسات التي تنمي الصمت الداخلي. الصمت الداخلي يعتمد على ممارسة التأمل العميق من ثم يتم توسيعه عبر سامياما. حركة النشوة تنمى عبر براناياما التنفس السنسلي، اساناز، مودرا، باندا وتقنيات تانتر الجنسية. انها ممارسات مختلفة عن بعضها البعض. الممارسات المتعلقة بتنمية حركة

النشوة تحفز كل من التأمل العميق و ساميا ما لأنها تجعل النوروبيولوجيا أكثر سلاسة. ان البرانايا ما فعالة خصوصاً بهذا الأمر، و السلاسة تزداد بفضل الاساناز، مودرا، باندا و القنيات التانترية. هذه التقنيات متعلقة بالطاقة وتنمي ارضية للجهاز العصبي ليصبح عربة افضل للصمت الداخلي او غبطة الوعي الصافي. اذا هنا لدينا بداية العلاقة ما بين الصمت الداخلي والنشوة. ان تحرك الطاقة الرقيقة في الجسد *(برانا)* والشعور بالنشوة الملاحظ جداً يتزايد مع ظهور الصمت الداخلي. في نفس الوقت، ان ظهور الصمت الداخلي يتزايد بفضل حركة طاقة النشوة الداخلية. انهما يغذيان بعضهما البعض! بعض الممارسات تزيد الانقسام ما بين الصمت الداخلي و النشوة، فتحسن الجهتين من المعادلة. ان تقنيات ساميا ما، البحث عن الذات وظهور الرغبة في خدمة الآخرين، من دون البحث عن مصلحة شخصية (كارما يوغا) هي ممارسات تزيد الانقسام. عندما نطلق نية، بحث او عمل في الصمت، نحن نحفز الثبات ليتحرك. وفق درجة حركة النشوة فينا حالياً، إن حركة الثبات ستتبع صفة النشوة، وفي نفس الوقت تحافظ على الشعور بالغبطة التي هي صفة كامنة في الصمت الداخلي. ان النتيجة هي غبطة نشوة متحركة التي هي وقود التعبير الإلهي في العالم. مع الوقت، الثبات و النشوة يتشابكان بشكل وثيق في كل ما نقوم به. هذا هو الزفاف. مع زفاف الصمت الداخلي للصمت الداخلي و حركة النشوة، ديناميكية جديدة تولد. نسميها *غبطة النشوة*، ولكن هذه التسمية لا تصف الامر بشكل كافي. احيانا نستعمل عبارة *الصمت الداخلي المترسخ، غبطة النشوة و تدفق الحب الإلهي*. كل هذه الكلمات معاً تعبر أكثر عن الديناميكية الحاصلة. هناك ثبات – *صمت داخلي مترسخ*. هناك اشعاع داخلي يتضمن صفات كل من غبطة الوعي الصافي و حركة النشوة- *غبطة النشوة*. كما هناك التحرك خارجاً عندما يبحث تدفق الاشعاع للتعبير عن نفسه عبر الجهاز العصبي-*تدفق الحب الإلهي* الذي ينتج تأثير موحد فينا ومن حولنا-*توحيد*. من وجهة نظر الممارس، نجد الكثير من المتعة في هذا الامر على الكثير من المستويات. متعة جسدية و نفسية. ان التدفق مضيء والعالم يصبح مضيء أيضاً. هذا لا يعني ان طبيعة العالم ستتغير، ولكننا تغيرنا بشكل نراه و نعمل فيه. نرى العالم كما هو- تدفق غير منتهي من الطاقة تقوم برقصة فرح دائمة. ان التفسيرات السلبية التي تسطير على معظم حياة الانسان ستتغير فنراها تحت ضوء مختلف. ان نواقص الفكر نراها مشينة! اذا ماذا نفعل عندما نرى العالم بهذا الشكل؟ هل نهرب و نختبأ في كهف؟ أبداً. من المؤكد ان هناك طرق لمساعدة الجميع برؤية ما نراه. من داخلنا نشعر بالرغبة للقيام بذلك- المساعدة في اي شكل من الاشكال. انه تدفق، تدفق الحب الإلهي. العامل الثالث، التدفق، الذي ينبع من اتحاد صمتنا الداخلي و حركة النشوة هو النتيجة الموعودة للتنور. التدفق تم تسميته *المسيح، المخلص، جيفان موكتي (الروح المحررة)*. ليس نحن كأفراد انانين من يصبح ذلك. انه الإله الذي يتدفق عبرنا، مما يؤدي الى هذه الولادة، هذا التدفق ونصبح عن وعي ذائبين في *هذا*، مسلّمين إلى *هذا*، نصبح *هذا*. ان اعمالنا في الحياة اليومية تلعب دور مهم في تنمية و تثبيت هذا التدفق الإلهي. إن جوهر التنور هو التسليم النشيط، العمل و تسليم العمل. اذا وضعنا الشروط الاساسية للصمت الداخلي وحركة النشوة بفضل ممارساتنا، من ثم انخرطنا تماماً في الحياة العادية، ان الاندماج والولادة الإلهية ستحصل. عندها سنجد انفسنا نطير على اجنحة غبطة النشوة في كل ما نقوم به. وستحيطنا احداث عظيمة و معجزات. كل الطبيعة ستتسارع لدعم تدفقنا الإلهي. ما إن يتم تشغل المضخة الإلهية، التدفق سيزداد من دون حدود. من خلال تعلم العمل في الممارسات و الحياة من ثم التسليم، عندها نتمكن من اطلاق العنان لكل ما هو جيد في العالم. ان التطبيق الحذر للأجزاء الثمانية لليوغا يوصلنا عفوياً إلى هذه الحالة الدائمة من السعادة و الوجود الإلهي التطويري, عندا نجد أننا أصبحنا الثبات في العمل الذي لا ينتهي وكل لحظة في حياتنا هي تعبير للسعادة الصافية.

المعلم في داخلك.

المزيد من القراءات والدعم

يوغاني هو عالم روحاني أميركي. منذ ثلاثين عام وهو يدمج تقنيات قديمة من كل العالم تنمي التحول الروحي الإنساني. ان نهجه ليس مذهبياً ومنفتح على الجميع. حسب الترتيب الذي نشرت به، تتضمن كتبه العناوين التالية:

الممارسات اليوغية المتقدمة - دروس سهلة للعيش بنشوة

كتاب كبير سهل الإستعمال يتضمن 240 درساً مفصلاً حول الممارسات اليوغية المتقدمة.

أسرار وايلدر/ رواية

قصة الشاب الأميركي الذي يكتشف ويستعمل ممارسات سرية واقعية تؤدي الى التحول الروحي الإنساني.

مجموعة الممارسات اليوغية المتقدمة للتنور وتتضمن:

التأمل العميق - الطريق الى الحرية الشخصية

تنفس السنسلة براناياما - رحلة الى الفضاء الداخلي

تانترا - إكتشاف قوة الجنس ما قبل الرعشة

أساناس ،مودرا وباندا - أسرار النشوة الداخلية

سامياما - إظهار قوة الصمت الداخلي

الحمية، شات كارما و امارولي- الغذاء اليوغي والتنظيف للجسد و الروح

البحث عن الذات- ظهور الشاهد ونهاية العذاب

بهاكتي و كارما يوغا- علم الاخلاص و التحرر من خلال العمل

اجزاء اليوغا الثمانية- هيكل وتدرج الممارسة الروحية التي نديرها شخصيا

للمزيد من المعلومت عن نصوص يوغاني وللأطلاع على منتدى النقاش المجاني في الممارسات اليوغية المتقدمة، زور الوقع التالي:

www.advancedyogapractices.com